101
USOS INCREÍBLES
del
ALOE VERA

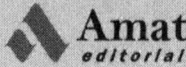

Amat Editorial, sello editorial especializado en la publicación de temas que ayudan a que tu vida sea cada día mejor. Con más de 400 títulos en catálogo, ofrece respuestas y soluciones en las temáticas:

- Educación y familia.
- Alimentación y nutrición.
- Salud y bienestar.
- Desarrollo y superación personal.
- Amor y pareja.
- Deporte, fitness y tiempo libre.
- Mente, cuerpo y espíritu.

E-books:

Todos los títulos disponibles en formato digital están en todas las plataformas del mundo de distribución de e-books.

Manténgase informado:

Únase al grupo de personas interesadas en recibir, de forma totalmente gratuita, información periódica, newsletters de nuestras publicaciones y novedades a través del QR:

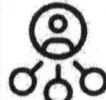

Dónde seguirnos:

 | @amateditorial

    | Amat Editorial

Nuestro servicio de atención al cliente:

Teléfono: **+34 934 109 793**

E-mail: **info@profiteditorial.com**

SUSAN BRANSON

101
USOS INCREÍBLES
del
ALOE VERA

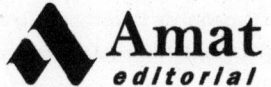

Amat
editorial

La edición original de esta obra ha sido publicada en inglés por Familius, con el título *101 amazing uses for aloe vera*, de Susan Branson.

© Susan Branson, 2025
© Profit Editorial I., S.L., 2025
   Amat Editorial es un sello de Profit Editorial I., S.L.
   Travessera de Gràcia, 18-20, 6.º 2.ª. 08021 Barcelona

Diseño de cubierta: XicArt
Maquetación: Jordi Villafranca Baldrich

ISBN: 978-84-19870-86-5
Depósito legal: B 15627-2025
Primera edición: Octubre de 2025
Traducción, adaptación y revisión a cargo del Equipo editorial de Amat

Impresión: Gráficas Rey
Impreso en España – *Printed in Spain*

MIXTO
Papel | Apoyando la
silvicultura responsable
FSC® C131084

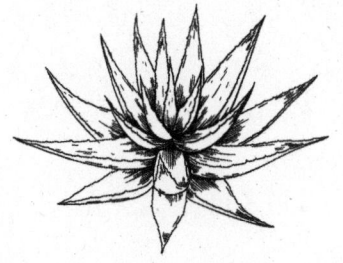

ÍNDICE

CAPÍTULO 2. BIENESTAR

CAPÍTULO 4. PLANTAS Y ANIMALES

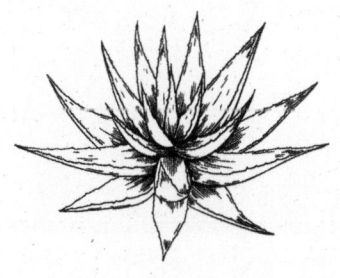

INTRODUCCIÓN

¿QUÉ ES EL ALOE VERA?

El aloe vera es una planta crasa que crece en forma de roseta a medida que envejece. Tiene hojas largas, carnosas y de color gris verdoso, con los bordes dentados. Es perenne y prospera en ambientes tropicales, pero se puede cultivar fácilmente en interiores, en macetas con tierra arenosa bien drenada y regándola con regularidad. A pleno sol, crece sana. En condiciones adecuadas, las plantas de aloe maduras pueden desarrollar flores tubulares amarillas y naranjas en un racimo en la parte superior de un tallo. En cambio, esto es difícil de conseguir con el aloe cultivado en macetas de interior.

Las hojas de la planta se componen de tres partes: un gel interior inodoro y transparente, una savia amarillenta y amarga conocida como *látex* y una gruesa capa exterior o corteza. La planta contiene más de setenta y cinco sustancias biológicamente activas que le confieren su poder curativo. La mayoría de ellas se encuentran en el gel interior. El 99 % de esta capa se compone de agua y el 1 % restante, de hidratos de carbono, vitaminas, minerales, proteínas, grasas y ácidos fenólicos. El látex también tiene algunos compuestos que pueden ser beneficiosos y la capa exterior tiene como finalidad principal la protección y supervivencia de la planta. El aloe vera se utiliza en muchas industrias, como la farmacéutica, la cosmética y la alimentaria. Puede adquirirse como planta entera, en hojas cortadas, gel, zumo, polvo, pomada o suplemento. Por sus propiedades curativas tiene un uso generalizado y la reputación de esta planta sigue al alza, a medida que se publican más estudios científicos que respaldan sus efectos positivos para tratar multitud de afecciones de salud.

LA HISTORIA DEL ALOE VERA

—

El aloe se originó en zonas de clima tropical de África y hoy en día se cultiva en entornos similares de Asia, Europa y América. Se cree que los egipcios fueron los primeros en reconocer y valorar esta planta hace miles de años. Se sabe que llegaron a tener doce fórmulas que utilizaban el aloe vera en tratamientos médicos para diversas dolencias: lombrices, quemaduras, úlceras y enfermedades de la piel. Hay registros de ello en el Papiro Ebers, el documento médico más antiguo del antiguo Egipto, que data aproximadamente del año 1550 a. C. El aloe era tan valioso que se lo conocía como la «planta de la inmortalidad». Se dice que las reinas Nefertiti y Cleopatra utilizaban la planta para realzar su belleza. A los faraones se los embalsamaba con aloe y mirra para preservar su cuerpo tras la muerte. También se colocaba entre sus ropas funerarias para garantizar su uso y disfrute en la otra vida.

Los comerciantes llevaron el aloe a la India y al resto de Asia hacia el año 600 a. C. y, con él, sus conocimientos sobre los usos terapéuticos y cosméticos. En esa época, el gel interior y la savia se separaban de la corteza y se convertían en productos con los que se comerciaba. Las hojas enteras se secaban y se trituraban hasta convertirlas en polvo. La popularidad del aloe creció a lo largo de los siglos y hoy en día sigue siendo un producto muy codiciado. En el siglo pasado, Mahatma Gandhi, el famoso activista indio que abogó por los derechos civiles de sus compatriotas, afirmó que gracias al aloe era capaz de mantener la fuerza durante sus largos periodos de ayuno.

Hace dos mil años, Aulo Cornelio Celso, escritor romano autor de la fuente más importante de conocimientos médicos de la época, dejó constancia de que los romanos tomaban el aloe como laxante. Los griegos ya lo usaban, como consta en los escritos de Pedanio Dioscórides, quien determinó que la savia amarga era la parte del aloe que contenía las propiedades purgantes de la planta. También lo recomendaba para limpiar el estómago, inducir el sueño y tratar la piel. Los soldados de Alejandro Magno se aplicaban aloe en las heridas para que cicatrizaran tras la batalla. El heleno incluso conquistó la isla de Socotra, donde el aloe crecía en abundancia, para poder disponer de un suministro cuando lo necesitara.

La planta también llegó a Europa a través del comercio y la exploración, y los sacerdotes jesuitas cultivaban jardines repletos de ella. Los sacerdotes españoles distribuyeron esta planta curativa por toda Europa y se cree que fueron los responsables de su introducción en el Nuevo Mundo. Cristóbal Colón llevó aloe a bordo de sus barcos para curar dolencias y sanar las heridas de su tripulación. Lo consideraba uno de los alimentos indispensables del hombre. Pero, como ocurre con la mayoría de los alimentos, se descubrió que el potencial del aloe disminuía si la hoja no estaba fresca. Su popularidad empezó a decaer en las zonas donde no se cultivaba. Más tarde, se consiguió estabilizar sus principios activos mediante técnicas de procesado y se recuperó su valor medicinal. El interés por la planta volvió a crecer.

En muchos países, el aloe se empezó a utilizar principalmente en la industria farmacéutica por su látex. En la actualidad, sin embargo, ha adquirido un papel mucho mayor y puede encontrarse en tiendas de comestibles, herboristerías y mercados. Además de nutrir y embellecer el cuerpo, el aloe es cada vez más conocido por su potencial terapéutico. Sus variados usos, antes relegados a una sabiduría popular muy concreta, han cobrado protagonismo, a medida que más y más gente se va convenciendo de los beneficios de los que se lleva hablando desde hace miles de años.

¿POR QUÉ ESTÁ TAN DE MODA?

Con más de setenta y cinco compuestos biológicamente activos, el potencial terapéutico del aloe vera es considerable. Algunos pueden ejercer sus efectos por sí solos, pero es probable que el efecto potenciador de estas sustancias desempeñen un papel más importante en su poder reconstituyente. Esta planta reduce la inflamación, estimula el sistema inmunitario y destruye bacterias, virus y hongos. Ayuda a curar heridas, controlar la diabetes, prevenir el crecimiento de tumores y mejorar la artritis. Uno de los usos más antiguos y apreciados del aloe es como tónico general para ayudar al sistema gastrointestinal. Ya se trate de estreñimiento, reflujo o úlceras, el aloe es el producto indicado.

Elegir la parte de la planta adecuada a los fines terapéuticos es importante para conseguir los efectos deseados. El gel interior transparente contiene la mayor parte de los componentes bioactivos y puede utilizarse recién extraído de la planta o comprarse en tiendas o por internet. Algunos productos contienen solo el gel interior, mientras que otros contienen tanto el gel como el látex. Los compuestos del látex amarillo de la planta —de sabor amargo— son irritantes intestinales y responsables del efecto laxante. El látex debe utilizarse solo si se busca este efecto. Muchos preparados comerciales eliminan el látex para que no conlleve un aumento de las deposiciones, pero debe consultarse primero la etiqueta.

¿ES SEGURO TOMAR ALOE VERA?

El aloe vera, que se encuentra tanto en cosméticos como en medicamentos, se suele aplicar sobre la piel, aunque cada vez es más frecuente su consumo oral. Puede aplicarse sobre la piel de forma segura si se utiliza en cantidades adecuadas. Algunas personas pueden experimentar leves picores, enrojecimiento o ardor. Esto podría indicar una reacción alérgica, pero la buena noticia es que es reversible si se interrumpe su uso. Una precaución que se ha de tomar es evitar poner aloe sobre la piel y luego administrar una crema con esteroides. De esta manera podría absorberse más crema, lo que daría lugar a recibir una dosis superior a la prevista.

La ingesta oral de aloe es segura a corto plazo en las dosis recomendadas. Aunque la mayoría de las personas no parecen experimentar efectos adversos, algunos grupos de población deben prestar atención. Las embarazadas y las madres lactantes deben evitarlo debido a su asociación con un mayor riesgo de defectos congénitos y aborto espontáneo. Asimismo, se recomienda precaución a los diabéticos porque el aloe reduce los niveles de azúcar en sangre. Si se toma con insulina o una medicación hipoglucemiante, el nivel de azúcar podría bajar demasiado. Por lo tanto, estos niveles deben controlarse. Esto se aplica también al uso de hierbas y suplementos. Se cree que el cromo, el ácido alfa-lipoico, la garra del diablo y el ajo tienen el mismo efecto hipoglucemiante. Las personas que toman anticoagulantes corren el riesgo de sufrir hemorragias y hematomas si los combinan con el aloe. También se cree que el aloe ralentiza la coagulación, por lo que no debe tomarse durante las dos semanas previas a una intervención quirúrgica. Su combinación con otras plantas que ralentizan la coagulación de la sangre, como el clavo, el ajo, el jengibre, el *ginkgo* o la cúrcuma, debe hacerse con cuidado.

El látex de la hoja se utiliza como laxante, pero puede causar algunos problemas si se toma en dosis elevadas. Un gramo al día durante varios días puede resultar mortal. Cantidades inferiores pueden provocar dolor de estómago, calambres y diarrea. Las personas con enfermedad inflamatoria intestinal o cualquier tipo de obstrucción intestinal deben evitarlo, pues es un irritante intestinal y podría hacer empeorar este tipo de afecciones. El látex también es desaconsejable para las personas con hemorroides (conlleva un aumento del sangrado) y problemas renales (puede llevar a una insuficiencia renal). Los pacientes cardiacos que toman digoxina también deben evitarlo. A estos se les suele administrar un diurético que puede reducir los niveles de potasio en el organismo; el aloe tiene el mismo efecto. La combinación de ambos puede aumentar el riesgo de sufrir los efectos secundarios de la digoxina. La ingestión de aloe con otros laxantes podría entrañar riesgo de deshidratación y pérdida de minerales. El aceite de ricino, la raíz de ruibarbo, las hojas y vainas de sen y el espino cerval de aliso son algunas hierbas que tienen efectos similares. Cuando alguna de ellas se toma en combinación con medicación oral, la tasa de absorción del fármaco puede disminuir, haciendo que sea menos eficaz. Esto podría tener repercusiones importantes en el control de la enfermedad y el tiempo de curación. Recuerda que el látex del aloe puede comprarse solo, combinado con otros ingredientes o extraerse de la propia hoja. Los polvos y extractos de hojas enteras también contienen látex. En la mayoría de los casos, el látex puede utilizarse con seguridad como laxante, pero corresponde al consumidor evaluar su estado de salud y examinar los medicamentos, hierbas y suplementos que pueda estar consumiendo para tomar una decisión segura e informada.

¿CUÁNTO DEBO TOMAR?

La cantidad de aloe recomendada para cada persona depende de su peso, estado de salud, dieta y motivo de la toma. Un aspecto importante que hay que recordar es que el aloe vera es un producto natural y, como tal, no está sometido a una regulación estricta. La calidad del producto, en caso de estar procesado, depende en gran medida del fabricante. El aloe debe ser el primer ingrediente que figure en la etiqueta e, idealmente, en el envase debería figurar el sello del Aloe Science Council, el organismo internacional de referencia relacionado con los productos derivados del aloe. Esto garantiza que el producto es de alta calidad y pureza y que su etiquetado se corresponde con el contenido. En la fabricación de productos de aloe, se puede moler y filtrar toda la hoja para producir jugo de aloe. Otros fabricantes retiran la corteza exterior, eliminan la savia y después extraen el gel interior restante para obtener el jugo. Este puede concentrarse o convertirse en polvo. Si se toma para el estreñimiento, deben utilizarse productos que contengan el látex, ya sea como polvo de la hoja entera, en forma de suplemento u hoja fresca. Una dosis eficaz es de entre 100 y 200 miligramos al día, tomada cada noche. En cualquiera de los casos, la forma más fácil de garantizar una dosis segura y eficaz es utilizar suplementos y seguir las instrucciones del envase. Para el resto de las dolencias, debe utilizarse el gel interior sin el látex. En un estudio los sujetos ingirieron 15 mililitros al día durante cuarenta y dos días sin presentar efectos adversos.[1] Es probable que incluso dosis más altas sean adecuadas. Otro estudio demostró que era segura una dosis de 100 mililitros al día de una solución de gel de aloe al 50 % durante cuatro semanas.[2] Se considera una dosis de mantenimiento con jugo de aloe aquella que oscila entre los 50 y 100 mililitros diarios. Puede duplicarse o triplicarse en función de las necesidades de cada persona; no obstante, se recomienda siempre la dosis efectiva más baja.

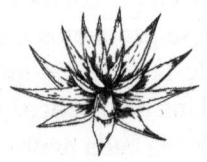

CAPÍTULO 1

SALUD

—

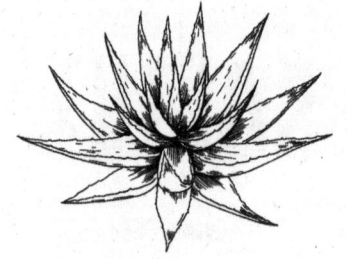

1. ARTRITIS REUMATOIDE

—

La artritis reumatoide es un trastorno autoinmune que tiene lugar cuando el sistema inmunitario ataca por error los tejidos del organismo. El revestimiento sinovial de las articulaciones aumenta mucho de volumen y se infiltra con células inflamatorias. Este crecimiento invade y erosiona el hueso y provoca con el tiempo una dolorosa hinchazón y deformidad articular. Los síntomas pueden extenderse a otros tejidos no articulares del cuerpo. Se desconocen las causas de la enfermedad, pero se sospecha que son una combinación de genética y desencadenantes ambientales. Esta enfermedad crónica no tiene cura y se trata principalmente con medicamentos. Se suelen recetar antiinflamatorios no esteroideos, esteroides o fármacos antirreumáticos modificadores de la enfermedad para reducir el dolor, la inflamación y el daño articular. Los posibles efectos secundarios son numerosos: problemas digestivos, daños hepáticos y renales, problemas cardiacos, debilitamiento de los huesos, diabetes, aumento de peso e infecciones pulmonares graves.

La aloe-emodina pertenece a una familia de compuestos presentes en el aloe vera que tienen efectos antiinflamatorios y anticancerígenos.[3] En un estudio, este compuesto se incubó con células sinoviales humanas de artritis reumatoide durante tres días. Estas células son motores activos de la destrucción articular. La aloe-emodina disminuyó el número de células sinoviales viables y, en concentraciones más elevadas, provocó la muerte de estas células al impedir que se dividieran y multiplicaran.[4] Esto disminuiría el volumen de células sinoviales que recubren las articulaciones y reduciría la inflamación y el dolor articular en las personas con artritis reumatoide.

2. ARTROSIS
—

La artritis es una discapacidad muy frecuente en la actualidad que afecta a millones de personas en el mundo. La artrosis es uno de los dos tipos más comunes y se caracteriza por la inflamación de las articulaciones. Las articulaciones proporcionan la conexión entre los huesos y permiten el movimiento. Están amortiguadas por cartílagos que permiten que la articulación se mueva con suavidad y facilidad. En los pacientes con artrosis, el cartílago se rompe y provoca la inflamación. Se produce un exceso de líquido en la articulación, lo que conlleva hinchazón. Esta enfermedad afecta a muchas personas a medida que envejecen debido al desgaste natural. La genética también influye, al igual que las lesiones por traumatismos o enfermedades. Las personas afectadas sufren de articulaciones dolorosas, rígidas e hinchadas que crujen al moverse. La amplitud de movimiento se reduce, sobre todo en las manos, pies, columna vertebral, caderas y rodillas. Se recomienda reducir la tensión del cartílago articular para aliviar algunos de los síntomas. Esto implica perder peso y evitar ciertas actividades. El objetivo del tratamiento es reducir el dolor y la inflamación para permitir un movimiento más cómodo.

Los medicamentos para tratar la artrosis son variados: pastillas, cremas, geles e incluso inyecciones en la propia articulación. Sus efectos secundarios son a menudo gastrointestinales, como malestar estomacal, diarrea o úlceras.

El aloe vera se utiliza desde hace siglos para tratar la artritis.[5] Por sí solo, actúa como antiinflamatorio y puede ayudar a reducir la hinchazón de las articulaciones y el dolor asociado. Cuando se toma con medicamentos, puede contrarrestar los efectos digestivos irritantes y aliviar los tejidos gastrointestinales. El aloe vera, como terapia complementaria al tratamiento farmacológico convencional, se utiliza habitualmente en todo el mundo. El 28 % de los pacientes artrósicos de Nigeria que utilizan productos naturales junto con sus medicamentos optan por el aloe vera para mejorar su estado.[6] Se trata de un uso transmitido de generación en generación. Solo los productos eficaces perduran en el tiempo y el largo uso del aloe para mejorar los síntomas de la artrosis es un testimonio de su eficacia.

3. CÁNCER DE CUELLO DE ÚTERO
—

Las células del cuello uterino pueden empezar a desarrollar gradualmente cambios precancerosos. Estos cambios pueden detectarse mediante una citología vaginal y tratarse para que no deriven en células malignas. Sin embargo, no todas las células precancerosas se convierten en cancerosas con el tiempo. Las que acaban siéndolo suelen tardar unos años en transformarse: se multiplican sin control y no mueren como las células sanas. Forman masas llamadas *tumores*, que pueden desprenderse y extenderse a otras zonas del cuerpo. Una de las causas del cáncer de cuello uterino es el virus del papiloma humano (VPH). Este virus es frecuente y existen varios tipos. El VPH se contrae al mantener relaciones sexuales con una persona infectada, aunque el portador no muestre signos ni síntomas. La mayoría de los casos de VPH se resuelven por sí solos, pero algunos pueden derivar en cáncer de cuello uterino. Determinados factores relacionados con el estilo de vida, como fumar, también aumentan el riesgo de desarrollarlo. El tratamiento depende del grado de avance del cáncer. En las fases iniciales, la cirugía para extirpar el cuello uterino y el útero (junto con los ganglios linfáticos y parte de la vagina) suele eliminar el cáncer. En otros casos se opta por la radioterapia y la quimioterapia para reducir el tamaño de los tumores y eliminar las células afectadas. Quienes se encuentran en las últimas fases de este cáncer suelen someterse a una combinación de radioterapia y quimioterapia.

El diagnóstico de cáncer de cuello uterino, como cualquier tipo de cáncer, es muy duro de recibir. Esto puede serlo aún más para las mujeres en edad fértil, que han de luchar contra una enfermedad grave mientras tratan de preservar su capacidad para tener hijos. El aloe vera es una planta natural que puede combinarse con medicamentos convencionales contra el cáncer para reducir el crecimiento de las células cancerosas y mejorar el pronóstico. En un estudio se añadió extracto crudo de aloe a células humanas de cáncer de cuello de útero, lo que provocó la muerte de muchas de estas células; las células sanas no se vieron afectadas por el aloe. Cuando el gel de aloe vera y el cisplatino (un fármaco utilizado para tratar el cáncer) se añadieron a las células cancerosas, el crecimiento de estas se inhibió aún más.[7] Por tanto, debería considerarse el uso del aloe junto con los tratamientos prescritos por los médicos para desarrollar nuevas estrategias que combatan el cáncer de cuello de útero.

4. CÁNCER DE MAMA

El cáncer de mama se produce cuando las células de la mama empiezan a crecer de forma descontrolada y forman un tumor. Los tumores son cancerosos si se desarrollan y extienden a otras zonas del cuerpo. Esta enfermedad es mucho más frecuente en las mujeres, pero los hombres también pueden padecerla. Las mamografías ayudan a detectarla antes de que aparezcan los síntomas. Si no se detecta a tiempo, la enfermedad puede provocar secreciones sanguinolentas en el pezón o cambios en la forma o textura de la mama o el pezón, que pueden percibirse como un bulto. El tratamiento suele consistir en radioterapia, quimioterapia o cirugía.

El cáncer de mama es el más frecuente entre las mujeres y la búsqueda de nuevas terapias que sean eficaces es fundamental para que aumenten las tasas de supervivencia. En un estudio se utilizó extracto de aloe vera para determinar sus efectos sobre las células cancerosas en humanos. El aloe fue capaz de aumentar la tasa de mortalidad de las células cancerosas sin un impacto significativo en las células mamarias sanas. Cuando se combinó el aloe con el cisplatino, un fármaco utilizado para tratar el cáncer, se inhibió aún más el crecimiento de las células cancerosas. El aloe no solo parece ser un agente antitumoral eficaz, sino que puede aumentar el potencial terapéutico de los fármacos convencionales utilizados para combatir el crecimiento del cáncer.[8]

5. CANDIDIASIS

La candidiasis es una infección fúngica causada por el hongo *Candida*. Hay más de veinte especies de este hongo que pueden infectar al ser humano, pero la *Candida albicans* es la más común. Esta vive normalmente en la piel y las mucosas y suele ser inofensiva. Pero, si las condiciones del organismo se ven alteradas y crean un entorno favorable a un crecimiento excesivo, pueden aparecer infecciones en la boca, la vagina, las vías urinarias, la piel o el estómago. La mayoría de las causas del crecimiento excesivo de *Candida* se deben a ciertos fármacos, el embarazo, las infecciones bacterianas, el exceso de peso o un sistema inmunitario deficiente. Las infecciones vaginales por hongos, las lesiones blancas en la lengua o la cara interna de las mejillas, las grietas dolorosas en la piel de las comisuras de la boca o las erupciones cutáneas con costra alrededor de los dedos de las manos y los pies o en la ingle son síntomas de candidiasis.

Los fármacos antifúngicos suelen recetarse durante un máximo de dos semanas. La reducción de azúcar y productos con levadura en la dieta, así como la toma de probióticos, son métodos complementarios muy utilizados para ayudar a combatir la candidiasis. El consumo diario de aloe vera puede añadirse a estos métodos. La actividad antifúngica del extracto de hojas frescas de aloe vera es potente al inhibir el crecimiento de la *Candida albicans* entre un 90 % y un 100 %.[9] Se ha identificado una nueva proteína en el gel de la hoja del aloe vera que es a la vez antifúngica contra la *Candida* y antiinflamatoria.[10] Es posible que existan otros compuestos actualmente no identificados en el aloe que también compartan estas propiedades. El gel de la hoja es incluso más eficaz que el medicamento antifúngico triclosán para reducir los niveles de *Candida* en la boca.[11] Una dosis de 175 ml de jugo de aloe vera al día ayuda a reducir los síntomas de la candidiasis y prevenir su crecimiento excesivo, lo que podría afectar a todo el cuerpo.

6. CANDIDIASIS VAGINAL

El hongo *C. albicans* es la causa más frecuente de las infecciones vaginales por hongos. Estas infecciones son muy frecuentes y afectan hasta al 75 % de las mujeres en algún momento de su vida. Normalmente, el hongo vive en la vagina en pequeñas cantidades, pero a veces, cuando cambian las condiciones que afectan al equilibrio de los microorganismos, crece en número y desencadena una infección. Los desequilibrios pueden deberse a antibióticos, cambios hormonales, embarazo, diabetes, un sistema inmunitario debilitado, demasiados alimentos azucarados en la dieta y estrés. Esta infección puede causar flujo vaginal anormal, inflamación del tejido vaginal, dolor al orinar, picor y ardor. Los medicamentos antimicóticos pueden eliminar la infección en dos semanas. Estas infecciones tienen una alta tasa de recurrencia y será necesario, en cada ocasión, hacer uso de los medicamentos.

Estas infecciones suelen tratarse con fluconazol, un medicamento antifúngico. Sin embargo, este puede tener algunos efectos secundarios graves: insuficiencia hepática, convulsiones o arritmia. El jabón de aloe utilizado como agente tópico de limpieza en las infecciones vaginales por hongos inhibió más del 68 % de cuatro cepas comunes de *Candida*, incluida la *C. albicans*.[12] Aunque no se identificaron los ingredientes activos del jabón, es posible que se trate de una proteína concreta que se encuentra en el gel de la hoja de la planta. Esta nueva proteína no solo tuvo una fuerte actividad antifúngica contra la *C. albicans*, sino que también demostró potentes propiedades antiinflamatorias.[13] En comparación con el medicamento antifúngico triclosán, el aloe redujo la presencia de *Candida* significativamente.[14] Para ayudar al cuerpo a recuperarse de las infecciones vaginales por hongos, aplica gel de aloe en la zona afectada varias veces al día y bebe entre 120 y 180 ml de jugo puro de hoja de aloe una vez al día.

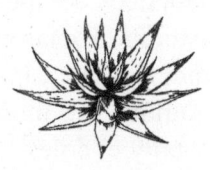

7. COLESTEROL ALTO

—

El colesterol es una sustancia cerosa, parecida a la grasa, que se encuentra en las células y es necesaria para que el organismo produzca vitamina D, hormonas y los ácidos biliares que ayudan a digerir los alimentos. Nuestro organismo produce colesterol, pero también lo obtenemos a través de las grasas saturadas y determinados alimentos. El colesterol se presenta en dos formas: HDL o lipoproteína de alta densidad (el bueno) y LDL o lipoproteína de baja densidad (el malo). Se habla de colesterol alto cuando hay niveles elevados de colesterol en la sangre, tanto de HDL como de LDL. Sin embargo, cuando hay demasiado colesterol LDL en el cuerpo, puede acumularse en las arterias y aumentar las posibilidades de padecer una enfermedad coronaria. La placa, que contiene colesterol, se acumula en el interior de las arterias y provoca una obstrucción parcial o total, lo que lleva al estrechamiento y endurecimiento de las arterias; en consecuencia, se puede provocar un infarto de miocardio o un ictus. Las estatinas son fármacos que suelen recetarse para reducir el colesterol LDL, pero también pueden causar problemas intestinales e inflamación muscular.

Los niveles de colesterol responden bien a los cambios en la dieta. Los productos de origen animal son los que más colesterol aportan, por lo que una disminución de la ingesta de carne y un aumento de los alimentos bajos en grasas saturadas serán muy beneficiosos para el organismo. El aloe también ayuda al organismo a alcanzar niveles saludables. Pacientes diabéticos de tipo 2 con colesterol alto se sometieron a un estudio. Tomaron una cápsula de gel de aloe de 300 miligramos o una cápsula de placebo (azúcar) cada doce horas durante dos meses. Transcurrido este tiempo, el colesterol total y el colesterol LDL se redujeron significativamente en el grupo del aloe en comparación con el grupo del placebo. Un beneficio añadido para este grupo de pacientes fue que el aloe redujo la glucosa en sangre en ayunas.[15] Todas las personas con colesterol alto, no solo los diabéticos, podrían beneficiarse de tomar suplementos de aloe o gel de aloe cada día para ayudar a reducir y mantener niveles saludables de colesterol y reducir el riesgo de padecer enfermedades cardiovasculares.

8. COLITIS ULCEROSA

La colitis ulcerosa es una enfermedad intestinal que provoca una inflamación duradera en el revestimiento más interno del intestino grueso. Los síntomas pueden variar dependiendo de dónde se localice la inflamación en el intestino grueso y suelen ser de leves a moderados, con periodos de remisión. Algunos signos de colitis ulcerosa son diarrea con sangre o pus, hemorragia rectal, dolor abdominal o rectal, urgencia o incapacidad para defecar, fiebre, fatiga y pérdida de peso. Las opciones de tratamiento incluyen fármacos antiinflamatorios o inmunosupresores. Los casos graves pueden requerir cirugía para extirpar el colon y el recto.

Los pacientes con enfermedad inflamatoria intestinal, incluida la colitis ulcerosa, utilizan ampliamente el aloe debido a su actividad antiinflamatoria. Pruebas recientes apoyan su uso para mejorar los síntomas de la afección. Se administró aleatoriamente a pacientes gel de aloe vera o placebo, dos veces al día durante cuatro semanas. Los que habían recibido el aloe tuvieron un índice de respuesta significativamente mayor; más pacientes vieron mejorar sus síntomas y un mayor número entró en remisión. Determinados compuestos del aloe son capaces de reducir la actividad de una enzima que interviene en la progresión de la colitis ulcerosa, en parte impidiendo el reclutamiento de células inflamatorias en el tejido afectado del colon.[16] El consumo de jugo de aloe o la ingesta diaria de suplementos de aloe puede aliviar la inflamación y reducir los molestos síntomas asociados a la colitis ulcerosa.

9. DIABETES
—

La diabetes es una enfermedad que afecta a la forma en que el organismo gestiona la glucosa, que puede alcanzar niveles inadecuados en la sangre. La diabetes de tipo 1 conlleva una producción escasa o nula de insulina por parte del páncreas, la diabetes de tipo 2 implica la producción de insulina en el páncreas, pero el organismo no la utiliza tan bien como debería, mientras que la diabetes gestacional es una forma de hiperglucemia que afecta a las mujeres embarazadas. Algunas personas están genéticamente predispuestas a padecerla, pero el sobrepeso también es un factor de riesgo. Sensación de sed, micción frecuente, fatiga, hormigueo, entumecimiento de manos o pies y visión borrosa son algunos de sus signos. Para controlarla hay que hacer ejercicio, mejorar la dieta y vigilar los niveles de glucosa en sangre. Muchas personas necesitan inyectarse insulina a diario.

La diabetes no solo afecta a los niveles de glucosa en sangre, sino que también repercute en el metabolismo de las grasas del organismo. Los pacientes diabéticos corren mayor riesgo de desarrollar colesterol alto. Si no se controla, puede provocar complicaciones cardiovasculares. El consumo de gel de aloe vera puede normalizar los niveles elevados de glucosa, colesterol y otras grasas. Algunos pacientes con diabetes de tipo 2 y altos niveles de grasa en sangre consumieron cápsulas de gel de aloe cada doce horas durante dos meses y redujeron significativamente la glucosa en sangre en ayunas, la hemoglobina glucosilada (HbA1c, una medida del control de la glucosa en sangre), el colesterol total y el colesterol de lipoproteínas de baja densidad (el que puede ser problemático) en comparación con un grupo de pacientes similar que no consumió las cápsulas.[17] Los fitoesteroles del aloe (compuestos que se encuentran en las paredes celulares de la planta) pueden proporcionar protección contra los altos niveles de glucosa en sangre. En un estudio, ratones con diabetes de tipo 2 redujeron sus niveles de glucosa en sangre entre un 28 % y un 64 % cuando se les administraron estos fitoesteroles durante veintiocho días.[18] De esta forma, el gel de aloe es un producto natural seguro y útil para ayudar al organismo a reducir los niveles elevados de glucosa en sangre y protegerlo del colesterol alto y otras grasas que pueden provocar problemas cardiovasculares.

10. ENFERMEDAD HEPÁTICA ALCOHÓLICA
—

El hígado es el órgano interno más grande del cuerpo. Se encarga de filtrar las toxinas del torrente sanguíneo para evitar que dañen los tejidos. Cuando las toxinas saturan el hígado, el propio tejido se ve afectado. El hígado tiene la capacidad de regenerarse y producir tejido nuevo y sano, pero cuando el daño es excesivo, aparece lo que se conoce como *enfermedad hepática* y este órgano deja de funcionar como debería. Una de las principales causas de la enfermedad hepática es el consumo excesivo y crónico de alcohol. Cuando se padece, todo el organismo se ve afectado. Los primeros síntomas son vagos, pero a medida que avanza la enfermedad pueden manifestarse hinchazón y dolor abdominal, hematomas, fatiga, pérdida de apetito, ictericia y una mayor sensibilidad al alcohol y las drogas. Una vez confirmado el diagnóstico, debe eliminarse el consumo de alcohol. En las fases iniciales, la enfermedad puede revertirse, siempre que el alcohol se deje por completo de lado. Si la enfermedad se encuentra en fases avanzadas, el paciente debe, además, perder peso en caso necesario y tomar medicamentos para reducir la inflamación. Si se siguen estas recomendaciones, se puede ralentizar o detener su progresión. En cambio, si el daño es demasiado grave, puede ser necesario un trasplante de hígado.

El consumo de alcohol es un hábito social muy popular en casi todo el mundo. El alcohol aumenta los efectos del GABA, un neurotransmisor que envía mensajes al cerebro y al sistema nervioso y ralentiza las señales. El consumo excesivo de alcohol afecta demasiado a esas señales y provoca un deterioro físico y mental. Si esto ocurre ocasionalmente, el cuerpo acaba recuperándose. Es por ello que se recomienda a las mujeres no tomar más de una bebida alcohólica al día y a los hombres no más de dos. Si se consume en mayores cantidades, puede comenzar a verse afectada la función hepática. Pero lo cierto es que a muchas personas les resulta difícil respetar esos límites. Para ayudar a proteger el hígado, el aloe debe consumirse antes del alcohol o, en caso de que el consumo sea frecuente, a diario. Se ha descubierto que el aloe vera reduce el daño oxidativo en el hígado de ratones que ingieren alcohol de manera crónica: aumentan los niveles de antioxidantes y se reduce la inflamación inducida por el alcohol.[19] En otro estudio, el alcohol indujo daños hepáticos en ratas, pero las que fueron tratadas con aloe pudieron mantener una estructura hepática sana.[20] Estos estudios con roedores ofrecen esperanzas en humanos y proporcionan cierta evidencia de que el uso del aloe protege el hígado en quienes consumen alcohol.

11. ENFERMEDAD POR REFLUJO GASTROESOFÁGICO (ERGE)

—

La ERGE, también conocida como ardor de estómago o reflujo, se produce cuando el ácido sube al esófago desde el estómago, lo que provoca una sensación de quemazón en el pecho. Quienes la padecen notan que suele empeorar después de comer y por la noche: el ácido sube más fácilmente por el esófago por la posición horizontal. La mayoría de la gente tiende a pensar que la acidez está causada por un exceso de ácido estomacal, pero en realidad es mucho más frecuente que suceda por lo contrario. Un nivel bajo de ácido lleva a que el estómago deba esforzarse más para tratar de descomponer los alimentos, por lo que trabaja con más vigor y puede hacer que parte del ácido ascienda. Si la válvula que separa el esófago del estómago está debilitada, el ácido entrará en el esófago y provocará la sensación de ardor. A menudo se toman medicamentos sin receta para reducir los efectos o neutralizarlo. Estos medicamentos pueden causar náuseas, estreñimiento, diarrea, dolor de cabeza y dolor abdominal, que parecen peores que la propia afección.

El jugo de aloe vera puede ayudar a reducir sus molestos síntomas. En un ensayo clínico, se aleatorizó a pacientes con ERGE para que recibieran jarabe de aloe vera, omeprazol o ranitidina (medicamentos para tratar la afección) con el fin de determinar cómo funcionaba cada uno de ellos con respecto a la acidez estomacal, la regurgitación alimentaria, las flatulencias, los eructos, la dificultad para tragar, las náuseas, los vómitos y la regurgitación ácida. Después de cuatro semanas, el aloe redujo los síntomas de regurgitación alimentaria, dificultad para tragar, náuseas, vómitos y regurgitación ácida en un grado comparable al de los medicamentos. La acidez, la flatulencia y los eructos también se redujeron, pero en menor medida que con el omeprazol y la ranitidina.[21] El aloe es un producto seguro y eficaz que proporciona una alternativa natural a los medicamentos recetados para reducir los síntomas de la ERGE.

12. EPILEPSIA

La epilepsia es un trastorno del sistema nervioso central que afecta a la actividad del cerebro. Determinados grupos de nervios pueden enviar una señal errónea y provocar un ataque. Algunos ataques pueden pasar desapercibidos, mientras que otros implican contracciones musculares violentas y pérdida de conciencia. Es frecuente sufrir emociones y percepciones alteradas o comportamientos extraños durante breves periodos. En algunos tipos de epilepsia interviene la genética, que hace a la persona más sensible a determinados desencadenantes. Las lesiones cerebrales o los traumatismos craneoencefálicos también pueden causarla, pero en aproximadamente la mitad de los pacientes epilépticos no se ha identificado ninguna causa conocida. Los médicos suelen tratarla con medicación para reducir la frecuencia e intensidad de las crisis. Estos fármacos conllevan una lista de efectos secundarios que van desde fatiga leve hasta pensamientos y comportamientos suicidas graves. En algunos casos está justificada la cirugía, pero esta, como siempre, conlleva riesgos inherentes.

El aloe vera ha demostrado tener efectos anticonvulsivos y antioxidantes que pueden ser útiles para las personas con epilepsia. En un estudio se administró a ratones a los que se indujo epilepsia un extracto de polvo de hoja de aloe vera o un placebo. Los que recibieron el aloe tuvieron convulsiones tónicas (rigidez de las extremidades) y clónicas (sacudidas de las extremidades) significativamente más cortas en comparación con el grupo placebo. El aloe también redujo los niveles de compuestos oxidativos en el cerebro que causan daños en las células y los tejidos.[22] El estrés oxidativo de este tipo de compuestos está implicado en el inicio y la progresión de la enfermedad. El aloe puede interferir con los medicamentos para la epilepsia, por lo que debe consultarse a un médico antes de tomarlo.

13. ESCLEROSIS MÚLTIPLE

La esclerosis múltiple es una respuesta anómala del sistema inmunitario del organismo que incide en la vaina protectora que rodea las fibras nerviosas del sistema nervioso central, así como en las propias fibras nerviosas. Al dañarse partes de los nervios, se interrumpen las señales que viajan entre el cerebro y la médula espinal. Aún se desconoce su causa, pero se cree que hay factores ambientales que desencadenan su aparición en individuos genéticamente predispuestos. La mayoría de las personas reciben el diagnóstico entre los veinte y los cincuenta años y es mucho más frecuente en mujeres que en hombres. El curso más común de la enfermedad se conoce como *esclerosis múltiple remitente-recurrente*. Las recaídas con nuevos síntomas van seguidas de periodos de remisión en los que desaparecen algunos o todos los síntomas. Muchos de estos casos evolucionan a esclerosis múltiple secundaria progresiva, en la que se observa un aumento constante de los síntomas con el paso del tiempo. Los periodos de remisión siguen siendo frecuentes. Otros pacientes experimentan una progresión de los síntomas sin periodos de remisión. Se trata de la esclerosis múltiple primaria progresiva. Los síntomas pueden

SALUD

BIENESTAR

BELLEZA

PLANTAS Y ANIMALES

CASA Y HOGAR

variar de una persona a otra, pero los más comunes son entumecimiento, pérdida de visión, visión doble, falta de coordinación, temblores y dificultad para hablar. No existe cura para la esclerosis múltiple y los tratamientos están diseñados para ralentizar la progresión de la enfermedad y controlar los síntomas. Los corticosteroides son el fármaco preferido para reducir la inflamación nerviosa. Algunos de los efectos secundarios son aumento de la tensión arterial, cambios de humor e insomnio.

La esclerosis múltiple afecta a varios millones de personas en todo el mundo. El uso de productos naturales para ralentizar la progresión de la enfermedad beneficiaría a los afectados y mejoraría su calidad de vida. El aloe es un producto natural que puede lograrlo. Un estudio reciente con ratones indica que el aloe vera tomado siete días antes de la aparición de los síntomas de la esclerosis múltiple inducida y continuado durante veintiún días después fue capaz de reducir significativamente la gravedad de la enfermedad y frenar su progreso, en comparación con los ratones de control, que no habían recibido el aloe.[23] Esta planta es prometedora como enfoque alternativo o complementario para ayudar a aliviar los síntomas neurológicos.

14. GINGIVITIS
—

La parte de la encía alrededor de la base de los dientes puede enfermar de gingivitis. En estos casos, las encías tienden a sangrar con facilidad, se hinchan y se vuelven de un color entre el rosa y el rojo; empiezan a retraerse y aparecen caries. La gingivitis se produce cuando se forma una placa endurecida, llamada *sarro*, alrededor de la línea de las encías. El sarro está lleno de bacterias, que son las que inician la infección. La placa se forma de manera continua en los dientes, pero puede eliminarse fácilmente mediante el cepillado diario y el uso del hilo dental. Si se deja que se endurezca y se convierta en sarro, la gingivitis es mucho más difícil de eliminar. Esta enfermedad es frecuente y los síntomas suelen ser leves, por lo que la mayoría de las personas no saben que la padecen, en cuyo caso es necesaria una limpieza dental profesional, seguida de una buena rutina de higiene bucal en casa.

Debido al aumento de la resistencia a los antibióticos, se necesitan nuevas alternativas de tratamiento para eliminar las bacterias. Los productos naturales con compuestos antibacterianos, como el aloe, cubren esta necesidad. Se dividió en tres grupos a pacientes a los que un dentista había eliminado la placa. No se les permitió cepillarse los dientes durante cuatro días, sino que se les pidió que utilizaran tan solo un enjuague bucal. El primer grupo se enjuagó con una solución de aloe vera; el segundo, con clorhexidina (un antibiótico tópico); y el tercero, con agua salina. Los pacientes del primer grupo vieron una reducción significativa de la placa, en comparación con el grupo que solo había utilizado el agua salina. El aloe fue igual de eficaz que la clorhexidina.[24] Otro estudio demostró que un dentífrico con aloe vera funcionaba tan bien como otro con el agente antibacteriano triclosán a la hora de disminuir la placa y mejorar los síntomas de la gingivitis.[25] Usar dentífricos o colutorios de aloe puede eliminar eficazmente la placa y permite dejar de lado los productos farmacéuticos más habituales.

15. HEMORROIDECTOMÍA

La intervención quirúrgica para extirpar las hemorroides se denomina *hemorroidectomía*. Las hemorroides son venas hinchadas en el recto y el ano. Las paredes de las venas pueden estirarse y hacer que los vasos sanguíneos se abulten. Las internas se encuentran dentro del recto y pueden hacer que haya presencia de sangre en las heces. Esta zona tiene pocos receptores del dolor, por lo que no suelen doler. En cambio, las externas están situadas en el propio ano, donde hay más nervios sensibles al dolor. A menudo duelen bastante, sobre todo al defecar. Se desarrollan por una acumulación de presión en la parte inferior del recto que puede afectar al flujo sanguíneo y hacer que las venas se hinchen. Las hemorroides pueden producirse cuando se hace un esfuerzo al defecar, durante el embarazo o por obesidad. Son muy frecuentes y con frecuencia ocasionan sangrado, picor, dolor e inflamación. Las cremas tópicas o los supositorios, las compresas frías y los analgésicos orales ayudan a aliviar los síntomas.

El aloe vera actúa sobre los tejidos heridos y puede curarlos. Un estudio sobre los efectos del uso de aloe vera en pacientes sometidos a esta intervención lo corrobora. A estos pacientes se les administró una crema con aloe vera o una crema placebo sin aloe vera, para que se la aplicaran sobre el tejido herido. Lo realizaron tres veces al día durante cuatro semanas. Se observó que el tiempo de cicatrización era significativamente menor en el grupo de la crema de aloe. La cantidad de dolor postoperatorio experimentado por los pacientes también fue menor en el mismo grupo, incluido el que se manifiesta después de defecar en las primeras cuarenta y ocho horas tras la intervención. Esto explicaría por qué este grupo utilizó los analgésicos con menos frecuencia.[26] La recuperación de una intervención quirúrgica puede pasar factura tanto a la salud mental como a la física. Un mayor confort gracias a la reducción del dolor y un menor tiempo de recuperación pueden mejorar significativamente el estado de ánimo de los pacientes; el aloe proporciona ambos beneficios.

16. HERPES GENITAL

—

Muchas personas tienen herpes genital y no lo saben. Se trata de una infección vírica, causada principalmente por el virus del herpes simple tipo 2 (VHS-2) y, con menor frecuencia, por el virus del herpes simple tipo 1 (VHS-1). La infección se transmite por contacto sexual y es muy contagiosa. A menudo, presenta pocos o ningún síntoma. Si los hay, suelen ser picor y dolor en la zona genital y úlceras con aspecto de pequeños bultos rojos o blancos que pueden romperse y supurar, para acabar formando costras. Los brotes repetidos son frecuentes, pero los síntomas suelen ser más leves después del brote inicial. No existe cura para el herpes genital, pero el tratamiento con medicamentos antivirales puede ayudar a curar las llagas más rápidamente y disminuir la frecuencia de las recidivas. También pueden minimizar la posibilidad de transmitir el virus a otras personas. Esto es especialmente importante, ya que puede transmitirse en presencia o ausencia de llagas visibles.

Los medicamentos para las verrugas genitales se suelen dispensar con receta médica. Una alternativa de fácil acceso y bajo coste es el aloe vera. En un estudio se administró una crema con un 0,5 % de extracto de aloe vera a hombres con casos confirmados de herpes genital. Se aplicaron la crema sobre las lesiones tres veces al día durante cinco días. Otro grupo similar recibió una crema placebo que no contenía aloe. Después de cinco días, cerca del 67 % de los pacientes del grupo que había usado la crema de aloe dejaron de tener lesiones, mientras que en el grupo del placebo menos del 7 % de los hombres se curaron. Este grupo tampoco vio los resultados tan rápidamente: tras doce días de media. De todos los pacientes que se curaron, solo el 14 % mostró reaparición en los quince meses siguientes.[27] Sin duda, merece la pena probar este sencillo gel como medio para aliviar los síntomas inmediatos del herpes y controlar su reaparición en el futuro.

17. HERPES ZÓSTER

El herpes zóster es una infección vírica de una zona nerviosa que causa dolor y una erupción a lo largo de la piel donde se encuentra el nervio afectado. Lo provoca el mismo virus que causa la varicela. Este virus permanece latente en la base de los nervios, junto a la médula espinal. El herpes zóster puede reactivarse años después y desplazarse por el nervio hasta la piel. Se desconoce la causa por la que el virus se activa tras años de latencia, pero se cree que una de las razones es un sistema inmunitario deprimido. Normalmente solo se ve afectado un nervio en un lado del cuerpo, pero a veces se ven afectados dos o tres próximos entre sí. El tórax, el abdomen o la parte superior de la cara son localizaciones frecuentes. La zona afectada se inflama y presenta picor y sensibilidad. Los síntomas desaparecen generalmente entre dos y cuatro semanas tras su aparición. Se suelen administrar analgésicos, antidepresivos y anticonvulsivos para aliviar el dolor nervioso, esteroides para reducir la inflamación y antivirales para detener la propagación del virus.

El aloe vera puede ayudar a acortar la duración de la infección vírica, disminuir la inflamación, reducir el dolor y calmar el picor. Se cree que el virus varicelazoster, responsable del herpes zóster, es susceptible a la aloe-emodina, compuesto antiinflamatorio que se encuentra en las hojas de la planta. Cuando se mezcló, en un estudio, el virus con aloe-emodina durante quince minutos a temperatura corporal (36,5 grados centígrados), se rompió su revestimiento exterior y se consiguió inactivar.[28] Este revestimiento es necesario para la supervivencia de las células víricas, de modo que puedan seguir infectando células sanas. Para aplicar el remedio, hay que cortar las hojas de aloe longitudinalmente y raspar el gel interior transparente y la savia amarillenta, mezclarlos y extenderlos sobre la piel infectada. La savia contiene la aloe-emodina que ayuda a limitar la propagación del herpes zóster. Juntos, la savia y el gel contienen muchos otros compuestos que reducen la inflamación, calman el dolor y el picor y mejoran la curación de las lesiones cutáneas. La combinación de gel y savia puede aplicarse sobre la piel de tres a cuatro veces al día.

18. HÍGADO GRASO NO ALCOHÓLICO
—

La enfermedad del hígado graso no alcohólico es muy frecuente y se caracteriza por una acumulación de grasa en las células hepáticas. Se produce cuando estas resultan dañadas por una disfunción metabólica o una resistencia a la insulina. Las personas de riesgo son aquellas que tienen hipertensión, lípidos sanguíneos elevados, diabetes de tipo 2, tolerancia anormal a la glucosa o sobrepeso. Se recomienda seguir una dieta sana y practicar ejercicio para controlar mejor el peso, la diabetes y la salud cardiovascular.

El aloe vera puede utilizarse para reducir los niveles de grasa en el hígado. En un estudio, el gel de hoja de aloe vera administrado a ratas diabéticas durante un periodo de veintiún días redujo significativamente las cantidades de colesterol, triglicéridos, ácidos grasos libres y fosfolípidos en el tejido hepático.[29] Otros estudios concluyeron que los fitoesteroles del aloe son responsables de la disminución de las concentraciones de grasa en el hígado[30] al mejorar el metabolismo de los ácidos grasos.[31] En las personas con riesgo de desarrollar la enfermedad, el consumo de gel de aloe vera o de suplementos derivados de él puede ser una forma eficaz de controlar los niveles de grasa hepática.

19. INFECCIÓN ESTAFILOCÓCICA
—

Existen más de treinta tipos de infecciones bacterianas por estafilococos, pero la mayoría están causadas por el *Staphylococcus aureus* (*S. aureus*). Esta bacteria es responsable de infecciones cutáneas, neumonía, intoxicación alimentaria, sepsis y síndrome de shock tóxico. Las infecciones cutáneas por estafilococos son las más frecuentes y suelen ser leves. Tienen aspecto de granos, ampollas o forúnculos. Por su parte, las infecciones más graves pueden mostrar erupciones rojas e inflamadas con pus o supuración.

Muchas personas son portadoras de estas bacterias en la piel o en la nariz sin presentar ningún síntoma. Las bacterias penetran en la piel a través de cortes o rasguños, por lo que es importante mantener limpias las heridas y lavarse las manos con regularidad. Si las bacterias invaden el organismo y entran en el torrente sanguíneo, pueden aparecer infecciones en numerosos órganos y poner en peligro la vida. El tratamiento de las infecciones leves por estafilococos suele consistir en antibióticos o el drenaje de las zonas infectadas. Las infecciones graves requieren hospitalización. Muchas variedades de estafilococos se han vuelto resistentes a los antibióticos, por lo que se necesitan nuevos tratamientos para seguir luchando contra estas bacterias tan presentes.

El aloe vera resulta prometedor como producto natural alternativo para combatir este tipo de infecciones. Un extracto de aloe inhibió en gran medida el crecimiento del *S. aureus*.[32] La ralentización del crecimiento puede evitar una mayor propagación, haciendo que la infección se controle. En concentraciones elevadas (del 50 % al 100 %), el gel de aloe vera tuvo, en un estudio, una actividad antibacteriana contra el *S. aureus* similar a la de los antibióticos ciprofloxacina y ofloxacina.[33] Esto demuestra su potencial. Por tanto, se debe considerar el aloe como primera opción de tratamiento o en combinación con otros productos para ayudar a recuperarse de las infecciones por estafilococos.

20. INFECCIÓN POR ESCHERICHIA COLI

La *Escherichia coli* (*E. coli*) da nombre a unas bacterias que viven normalmente en el intestino de los seres humanos y los animales. Muchos tipos de *E. coli* son inofensivos y necesarios para la salud del tracto digestivo. Sin embargo, varias especies son patógenas y provocan diarrea sanguinolenta, infecciones urinarias, anemia o insuficiencia renal. La *E. coli* puede contraerse al entrar en contacto con personas o animales infectados o al consumir alimentos o agua que contengan la bacteria. Esta puede contaminar la carne durante su procesado y, si no se cocina al menos a 70 °C, puede sobrevivir e infectar al consumidor. A veces, las vacas transmiten la bacteria a la leche cuando la *E. coli* les infecta las ubres. Si la leche no se pasteuriza, la bacteria seguirá viviendo y supondrá una amenaza. Incluso las frutas y verduras crudas pueden tener la bacteria por contacto con agua o personas contaminadas. Tres o cuatro días después de entrar en contacto con la *E. coli*, la intoxicación alimentaria se hace evidente, a medida que aparecen los síntomas. Estos suelen remitir por sí solos al cabo de una semana.

No hay forma de saber si un alimento contiene la *E. coli* porque su apariencia y olor son normales. La mejor manera de evitar la infección es la prevención, por lo que todos los productos deben lavarse antes de consumirlos y las carnes y otros alimentos deben cocinarse a la temperatura adecuada. A pesar de estos esfuerzos, a veces las bacterias permanecen y pueden hacernos enfermar. El jugo de aloe protege contra el desagradable malestar digestivo que provoca la *E. coli*. En un estudio se administró a pollitos recién nacidos jugo de aloe. Los animales eliminaron la mayor parte de la *E. coli* del intestino y mejoró mucho su salud digestiva,[34] reduciendo también la propagación de esta infección bacteriana a otros pollitos y a los consumidores humanos. Los estudios de laboratorio que probaron el gel de aloe vera directamente con la bacteria determinaron que el aloe es un fuerte inhibidor de su capacidad para multiplicarse y propagarse.[35] De esta manera, añadir jugo de aloe a la dieta puede eliminar potencialmente la *E. coli* dañina de su sistema y mejorar su salud digestiva.

21. LIQUEN PLANO
—

El liquen plano es una reacción de tipo alérgico que afecta sobre todo a la boca; también puede afectar a la piel, el esófago y la mucosa vaginal (membrana mucosa que recubre la cavidad vaginal). Esta reacción es relativamente frecuente, se da en aproximadamente el 2 % de la población, pero aparece con mayor frecuencia en mujeres mayores de cincuenta años. Suele manifestarse como un patrón blanco, en forma de encaje, similar a un hilo. Esta forma leve aparece sobre todo en las mejillas y no suele requerir tratamiento. En otros casos aparece como una especie de tejido rojo brillante e inflamado en las encías, la lengua y las mejillas. Esto sucede porque se pierde la capa superior de la mucosa, lo que provoca dolor al comer y beber. En los casos graves pueden formarse úlceras, que causan dolor y malestar crónicos. Se utilizan corticosteroides tópicos para reducir la inflamación y mantener el control de los síntomas de la enfermedad.

Los efectos secundarios de los corticoesteroides incluyen ardor, picor, sequedad e irritación del tejido donde se ha aplicado el medicamento. A veces, estos corticoides se absorben a través del tejido de las encías y pueden provocar arritmia cardiaca, fatiga, cambios de humor o visión borrosa. El aloe vera, en cambio, ofrece una alternativa mucho más segura, con muchos menos efectos secundarios y más leves. Se ha comprobado que el aloe es casi tan eficaz como el corticosteroide acetónido de triamcinolona para reducir el dolor y la sensación de quemazón en la boca de estos pacientes tras cuatro semanas de tratamiento. Se observó una mejoría clínica y la curación de sus lesiones con una reducción del tamaño.[36] Ocho semanas de tratamiento con aloe vera demostraron ser más eficaces que el acetónido de triamcinolona para reducir los signos y síntomas del liquen plano oral.[37] Las mujeres con liquen plano vulvar también encontraron alivio con el aloe. El 82 % de las pacientes respondieron bien tras ocho semanas de aplicación del aloe en forma de gel, frente a solo el 5 % del grupo placebo.[38] En todos estos estudios, el aloe resultó ser seguro, bien tolerado y tan eficaz o más que los corticosteroides.

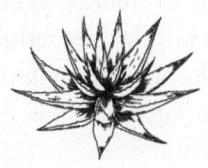

22. MASTITIS
—

La obstrucción de los conductos galactóforos por la leche que permanece en el pecho tras la toma pueden provocar una inflamación del tejido mamario, una afección denominada *mastitis*. Este tejido se inflama, enrojece, se nota caliente o duro al tacto o duele. La mayoría de las veces solo afecta a un pecho y suele ocurrir durante el primer mes de lactancia; aunque en ocasiones también puede suceder meses después. Es necesario vaciar la leche para que el pecho afectado se cure. El bebé debe ser amamantado con la mayor frecuencia y durante el mayor tiempo posible. Deben aplicarse compresas frías entre las tomas para reducir el dolor y la inflamación, así como compresas calientes justo antes de dar el pecho para estimular el reflejo de bajada de la leche. Si es necesario, se pueden tomar analgésicos. Las mujeres con mastitis deben descansar y recibir ayuda de familiares y amigos. Si esta afección está causada por una infección, quien la sufre puede experimentar fiebre, escalofríos y fatiga. Es probable que sea necesario acudir al médico.

La mastitis es una de las complicaciones más frecuentes que afectan a la lactancia. Masajear el tejido mamario enfermo puede ayudar a despejar los conductos obstruidos y la congestión. Un tratamiento aún mejor es combinar compresas frías de aloe con el masaje mamario. Las mujeres que así lo hicieron pudieron reducir la dureza y el dolor del tejido mamario y aumentar las tomas, en comparación con las mujeres que solo recibieron el masaje o las compresas frías de aloe.[39] Mientras que el masaje ayuda a despejar los conductos obstruidos, las compresas reducen la inflamación, el enrojecimiento y el dolor. Ambos tratamientos pueden aliviar más rápidamente las molestias que siente la madre y permitirle reanudar la alimentación regular de su bebé.

23. MUCOSITIS ORAL

—

Los tratamientos oncológicos de quimioterapia y radioterapia no solo destruyen las células cancerosas de división rápida, sino también las células epiteliales de división rápida. Estas células recubren el tracto gastrointestinal e incluyen el revestimiento de la boca, la garganta, el estómago y los intestinos. Cuando resultan dañadas, pueden ulcerarse y aparecer llagas, una afección denominada *mucositis*. El lugar más frecuente de aparición es la boca. Hasta el 40 % de los pacientes que reciben radioterapia y quimioterapia la desarrollan. Además de las llagas en la boca, las encías pueden inflamarse y adquirir un color rojo brillante. Pueden sangrar o exudar pus. La mucositis es muy dolorosa y en los casos graves puede impedir la deglución por completo, lo que conduce a desnutrición. La gravedad de la afección se clasifica de 0 (sin llagas) a 4 (cuando resulta imposible comer debido al dolor). Una higiene bucal deficiente, fumar, beber alcohol, masticar tabaco y ciertas enfermedades aumentan el riesgo de desarrollarla.

No se han encontrado tratamientos muy eficaces para la mucositis oral por quimioterapia. Deben utilizarse productos de higiene que sean suaves y seguros para el organismo y que no depriman aún más el sistema inmunitario. El enjuague bucal de aloe vera, utilizado en un estudio por pacientes con leucemia sometidos a quimioterapia, redujo significativamente el dolor y la extensión de las llagas bucales provocadas por la mucositis oral en comparación con los pacientes que utilizaron un enjuague bucal normal. Solo 5 mililitros de enjuague bucal tres veces al día durante catorce días fueron eficaces. Los resultados se empezaban a notar al tercer día.[40] El enjuague bucal de aloe vera fue incluso tan eficaz como un enjuague bucal con bencidamina, un antiinflamatorio y analgésico. El colutorio redujo la gravedad de la mucositis oral por radioterapia en pacientes con cáncer de cabeza y cuello.[41] Hacer enjuagues bucales con jugo, gel o colutorio de aloe vera puede aliviar a los pacientes con mucositis oral.

24. SÍNDROME METABÓLICO

El síndrome metabólico no es una enfermedad, sino un grupo de factores de riesgo que pueden darse juntos y que, en conjunto, aumentan la posibilidad de sufrir cardiopatías, accidentes cerebrovasculares y diabetes. Existen cinco factores de riesgo: el sobrepeso, un nivel elevado de triglicéridos, un nivel bajo de colesterol HDL, hipertensión arterial y niveles elevados de azúcar en sangre en ayunas (o resistencia a la insulina). Al menos tres de estos factores deben aparecer para que al paciente se le diagnostique con el síndrome metabólico. Dado que está estrechamente relacionado con la obesidad y la falta de ejercicio, los cambios en los hábitos dietéticos y físicos deberían reducir significativamente todos los factores de riesgo. Estos cambios requieren un compromiso con una vida sana y son la forma más adecuada de mejorar el funcionamiento metabólico del organismo. Para ayudar en el proceso, los médicos pueden recetar medicamentos que ayuden a controlar la tensión arterial, el colesterol y los niveles de glucosa en sangre.

En un estudio, se administró aleatoriamente un complejo de gel de aloe vera o un placebo a pacientes obesos con prediabetes o diabetes incipiente. Ninguno de estos pacientes tomaba medicación para la enfermedad. Al cabo de cuatro semanas, los niveles de insulina eran considerablemente más bajos en el grupo que había tomado el aloe. Después de ocho semanas, el peso corporal y la masa grasa corporal habían disminuido significativamente en el grupo del aloe, en comparación con el grupo del placebo.[42] El aloe también puede reducir los niveles altos de colesterol.[43] La planta supone un remedio eficaz y fácil para controlar los síntomas del síndrome metabólico al disminuir algunos de los factores de riesgo que conducen a esta afección.

25. TUMORES
—

Las células del cuerpo crecen, se dividen y mueren. Las células nuevas sustituyen a las viejas y así se mantiene un equilibrio. En cambio, las células cancerosas crecen y se dividen rápidamente y siguen viviendo cuando el ciclo de vida celular normal debería haber terminado: empiezan a desplazar a las células sanas, el equilibrio se altera y pueden formarse tumores. No se conoce la causa exacta del cáncer, pero se cree que intervienen factores genéticos y ambientales, como las toxinas, el exceso de luz solar, la radiación y los virus. Los síntomas dependen del tipo y la localización del tumor. Los tratamientos habituales incluyen quimioterapia, radioterapia, cirugía y medicamentos.

Muchas de las toxinas del medio ambiente son difíciles de evitar, por lo que conviene tomar medidas para garantizar que el organismo disponga de lo necesario para prevenir la formación de tumores. Una clase de compuestos protectores son los antioxidantes. El aloe vera contiene antioxidantes y puede reducir los niveles de compuestos oxidativos,[44] que pueden provocar daños celulares y conllevar potencialmente la formación de tumores. El aloe también contiene aloe-emodina, que se cree que tiene actividad antitumoral. Cuando se introdujo en un estudio aloe-emodina en células de cáncer de colon, se suprimió la migración de las células cancerosas y su posterior invasión en el tejido sano. La aloe-emodina también fue capaz de impedir que las células tumorales desarrollaran sus propios vasos sanguíneos, un paso esencial para la supervivencia.[45] El aloe resulta prometedor como agente antitumoral y anticancerígeno y, si se sigue investigando, podría proporcionar una vía terapéutica para el tratamiento del cáncer en el futuro.

26. ÚLCERAS PÉPTICAS
—

Las úlceras son orificios que se producen en el revestimiento protector del estómago, el intestino delgado o el esófago. Pueden causar dolor o ardor de estómago, hinchazón, náuseas e intolerancia a los alimentos grasos. Se cree que la causa principal es la infección por *Helicobacter pylori* (*H. pylori*). El uso excesivo de analgésicos, el tabaco, el estrés y el consumo de grandes cantidades de alcohol son otros factores que contribuyen a la enfermedad. Si la afección la produce la *H. pylori*, el tratamiento ha de consistir en antibióticos que eliminen la bacteria. A menudo se recetan medicamentos para neutralizar, bloquear o reducir la producción de ácido estomacal. En cualquier caso, se debe disminuir o eliminar el consumo de analgésicos, tabaco y alcohol.

Se sabe que el aloe vera tiene efectos gastroprotectores. Se ha estudiado su utilidad con las úlceras pépticas y los efectos han sido favorables. Las úlceras pépticas inducidas en ratas macho provocan inflamación y daños en el tejido gástrico. Cuando se les administró a estos animales aloe vera, se redujeron la inflamación y el tamaño de las úlceras. Las células que recubren el estómago aumentaron en número, formando tejido nuevo y sano.[46] El aloe vera también disminuye la producción de ácido gástrico[47] y puede reducir el dolor de estómago y la acidez, así como mejorar

los síntomas de úlcera péptica causados por la *H. pylori*.
El gel de una planta de aloe vera de cinco años inhibió el
crecimiento de cepas de *H. pylori* tanto resistentes como
susceptibles.[48] Este puede utilizarse solo para ayudar a aliviar los síntomas de las úlceras o en combinación con antibióticos para el tratamiento de las infecciones estomacales
por *H. pylori* que provocan las úlceras.

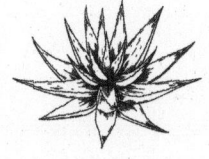

CAPÍTULO 2

BIENESTAR

—

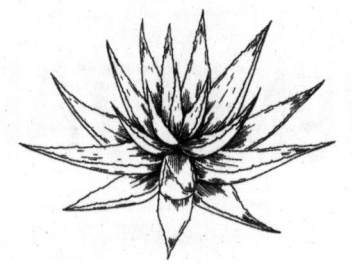

27. ABSORCIÓN DE VITAMINAS
—

Para funcionar de forma óptima, el organismo necesita cantidades adecuadas de nutrientes, incluidas las vitaminas. Las deficiencias de estas últimas pueden dar lugar a un rendimiento inferior y manifestarse como cambios fisiológicos o perjudiciales en el organismo. Algunas vitaminas importantes son la C, la E y la B12. La vitamina C interviene en la formación y el mantenimiento del colágeno, protege al organismo de los procesos degenerativos, estimula el sistema inmunitario y desempeña un papel en la prevención de las enfermedades cardiacas. La vitamina E ayuda a combatir los daños causados en los tejidos por los radicales libres procedentes de la contaminación, la exposición a sustancias químicas y los alimentos procesados. Esta vitamina es muy importante en la prevención de enfermedades cardiacas y se utiliza habitualmente para tratar la piel seca, quemaduras o abrasiones e incluso desvanecer cicatrices. La vitamina B12 es esencial para el buen funcionamiento del sistema nervioso y es necesaria para la formación de los glóbulos rojos.

Una dieta inadecuada es una de las razones por las que los niveles de vitaminas pueden ser bajos; una absorción deficiente es otra de ellas. A medida que envejecemos, la absorción de vitaminas tiende a disminuir. Esto tiene menos que ver con la edad y más con las enfermedades y el deterioro de la función de los órganos. Los alimentos sanos y los suplementos dietéticos pueden no ser suficientes. Hay que tener en cuenta la biodisponibilidad de las vitaminas para asegurarse de que lo que se ingiere se incorpora realmente en los tejidos corporales y es utilizado. El aloe vera puede aumentar la absorción de las vitaminas C, E y B12. Los voluntarios sanos que, en un estudio, ingirieron aloe vera junto con vitamina C y B12 tuvieron aumentos significativos en los niveles sanguíneos de estas vitaminas en comparación con los individuos que solo tomaron las vitaminas.[49] Otro estudio mostró el mismo efecto del aloe en la absorción de la vitamina E.[50] Consumir de 60 a 120 mililitros de jugo de aloe vera o gel de la hoja con cada comida o en forma de suplemento puede ayudar en el proceso de absorción de las vitaminas.

28. AFRODISIACO
—

El término *afrodisiaco* tiene su origen en la palabra griega *Afrodita*, la diosa griega del amor, y alude a un alimento, bebida o fármaco que estimula el deseo o la excitación sexual. A lo largo de los siglos, se han utilizado productos vegetales y animales para aumentar el deseo sexual y, a su vez, mejorar el rendimiento y el placer sexual. El afrodisiaco natural de nuestro organismo son las feromonas, sustancias químicas emitidas por el cuerpo y cuyo aroma atrae inconscientemente a otras personas desencadenando respuestas fisiológicas y de comportamiento. Pueden estimularse con alimentos y otros agentes para aumentar el deseo y la atracción.

En Nigeria, los hombres toman aloe vera para aumentar su libido. No parece ser un hecho casual. Se realizó un estudio sobre la capacidad afrodisiaca del aloe vera en ratas macho. Se les administró un extracto de raíz de aloe vera, Viagra o agua destilada durante catorce días. El aloe aumentó la testosterona en sangre, hormona que mejora el deseo sexual y el rendimiento. También se observó un aumento significativo en la frecuencia de monta y cópula después de un día de uso, de forma similar a las ratas que tomaron Viagra, aunque en un grado ligeramente menor.[51]

Las ratas a las que se administró agua destilada no mostraron ningún aumento del impulso o el rendimiento sexual. Estos resultados apoyan sin duda el uso de las raíces de aloe vera como afrodisiaco en los hombres.

29. ALVEOLITIS DENTAL SECA

Cuando se extrae una pieza dental, se forma un coágulo de sangre en el lugar para que la herida pueda cicatrizar. En un pequeño porcentaje de pacientes, el coágulo sanguíneo se pierde, lo que da lugar a un alveolo seco. Los nervios subyacentes y la mandíbula quedan expuestos, lo que provoca dolor e inflamación. Esto suele ocurrir unos días después de extraer la pieza y puede estar causado por bacterias orales, nicotina o fluctuaciones hormonales que impiden que el coágulo sanguíneo se forme correctamente. El coágulo también puede desaparecer al usar una pajita, escupir o por utilizar un enjuague bucal agresivo. La alveolitis dental seca también se produce con mayor frecuencia cuando se extraen las muelas del juicio. El dolor puede ser bastante intenso e irradiarse a otras partes de la cabeza. Suele cursar con mal aliento, sobre todo cuando el número de bacterias es elevado. Pueden ser necesarios analgésicos y antiinflamatorios hasta que el dentista pueda irrigar la cavidad para eliminar los restos de comida y aplicar un apósito medicamentoso. En un plazo de siete a diez días, crecerá nuevo tejido sobre la cavidad expuesta, con lo que se restablecerá la salud bucal normal.

Si alguien cree que puede estar en riesgo de padecer alveolitis seca, debe hablar con su dentista sobre la posibilidad de tomar medidas adicionales tras la extracción dental para prevenir esta dolorosa afección. Una de estas medidas es el parche SaliCept. Se trata de un gel liofilizado cuyo principio activo es el acemanano, derivado del gel interior de las hojas de aloe vera. Este gel liofilizado ha sido aprobado por las autoridades sanitarias para el tratamiento de la alveolitis seca tras extracciones dentales. Cuando se colocan inmediatamente después de la extracción, estos parches reducen significativamente la incidencia de la alveolitis seca en comparación con el uso del antibiótico más habitual de prescripción, la clindamicina.[52]

También se ha comprobado que el acemanano es tan eficaz como el alvogyl, un analgésico y antiséptico dental de uso común.[53] El aloe favorece la cicatrización de las heridas al estimular el crecimiento de los tejidos. Este apósito protege los nervios y la mandíbula expuestos, reduce la inflamación y el dolor y mantiene a raya las invasiones bacterianas.

30. ALVEOLOS GINGIVALES EXTRAÍDOS

—

Aunque los dientes deberían durar toda la vida, hay ocasiones en las que es necesario extraer alguno. Esto puede deberse a apiñamiento, enfermedad de las encías, caries o algún traumatismo. Una vez extraída la pieza, se forma un coágulo de sangre en la cavidad. Se coloca una gasa y el paciente la muerde hasta que deja de sangrar. Si la zona de extracción es muy grande, como puede ser el caso de una pieza dental impactada, el dentista puede colocar unos puntos de sutura autodisolubles para cerrar los bordes de la encía. En esta zona, el tejido de las encías es susceptible de infección, por lo que el paciente debe cepillarse los dientes y usar hilo dental para eliminar las partículas de comida con cuidado alrededor del tejido dañado. Al cabo de una o dos semanas, el dolor debería desaparecer por completo y el tejido gingival, curarse. Suelen recetarse analgésicos. Puede aplicarse hielo en la mandíbula cerca de la zona afectada para reducir la inflamación.

La curación de las heridas en las encías es una preocupación primordial, pero el paciente también necesita controlar el dolor y evitar la infección. Para ello puede utilizarse el aloe vera. En un estudio con cuarenta pacientes a los que se les extrajeron piezas dentales, se les administraron espumas de gel empapadas en aloe vera, que se aplicaron en la zona de la extracción, o analgésicos, durante siete días. Los del grupo tratado con aloe tuvieron una cicatrización significativamente mejor al cabo de una semana. El dolor disminuyó de manera considerable a las dos horas de la extracción, tendencia que se mantuvo durante todo el estudio. El control del dolor fue mejor que en el grupo que recibió la medicación convencional.[54] El aloe también tiene una conocida actividad antibacteriana que proporciona protección contra los patógenos y reduce el riesgo de infección, además de ser un producto natural multifuncional, seguro y rentable que puede utilizarse para aliviar las molestias de las encías dañadas y acelerar la cicatrización de las heridas.

31. CARIES

La boca está llena de bacterias. Algunas son útiles y otras, perjudiciales. Las bacterias dañinas forman una sustancia pegajosa e incolora que se adhiere a los dientes y al borde de las encías: la placa. La placa se alimenta de azúcares y almidones, por lo que casi todas las comidas la hacen crecer. A medida que las bacterias de la placa ingieren azúcares, producen ácidos. Estos ácidos desmineralizan la

SALUD

BIENESTAR

BELLEZA

PLANTAS Y ANIMALES

CASA Y HOGAR

superficie del diente extrayendo el calcio y el fosfato del esmalte. La saliva intenta neutralizar los ácidos y aportar los minerales que faltan para que el esmalte dental pueda remineralizarse, pero a veces la desmineralización ocurre más rápido que la remineralización y la pieza dental empieza a deteriorarse, creando agujeros o caries. Las caries son un importante problema de salud bucodental y afectan hasta al 90 % de los niños y a la mayoría de los adultos. El único tratamiento para las caries es perforarla y rellenar el agujero con resinas compuestas, porcelana o amalgamas.

Una vez iniciada la caries, el proceso no tiene marcha atrás. Por lo tanto, lo más recomendable es prevenirla antes de que empiece. Una buena rutina de higiene bucal es esencial y debe incluir el uso de hilo dental y el cepillado dos veces al día. La reducción del consumo de azúcar también ayuda a disminuir la producción de ácido de las bacterias que causan la erosión del esmalte. La bacteria más común asociada a las caries dentales, el *Streptococcus mutans*, es sensible al aloe vera. En un estudio, el gel y la savia sin diluir extraídos de hojas frescas de aloe vera inhibieron significativamente el crecimiento del *Streptococcus mutans* al interferir en los procesos metabólicos de la bacteria. El aloe también fue eficaz contra otras bacterias bucales comunes implicadas en la caries y las enfermedades de las encías.[55] Los enjuagues bucales con aloe fresco pueden utilizarse como antiséptico para ayudar a prevenir las infecciones bucales y las caries.

ENJUAGUE BUCAL DE ALOE VERA
- ¼ de vaso de gel fresco de aloe vera
- ½ vaso de agua purificada
- 1 cucharadita de bicarbonato sódico
- 4 gotas de aceite esencial de menta

1. Corta una hoja de aloe longitudinalmente. Raspa el gel y la savia de ambas mitades. Utiliza tantas hojas como sea necesario para obtener aproximadamente ¼ de vaso.
2. Añade el agua, el bicarbonato y el aceite esencial. Remueve hasta mezclar bien.
3. Haz enjuagues mañana y noche con 1 o 2 cucharadas soperas durante 30 segundos. Escupe tras el enjuague.
4. Guárdalo en un tarro de cristal limpio en el frigorífico.

32. CONGELACIÓN
—

La piel expuesta a temperaturas bajo cero y los tejidos subyacentes pueden sufrir congelación. Este tipo de lesión afecta con mayor frecuencia a los dedos de las manos y los pies, la nariz, las orejas y las mejillas, aunque otras zonas del cuerpo también pueden sufrirla si no cuentan con la protección necesaria. Cuando la piel se enfría mucho, los vasos sanguíneos se contraen y el oxígeno se desvía de las extremidades a los órganos vitales. Esta falta de suministro de oxígeno y sangre a la piel daña el tejido. La formación de cristales de hielo en las células y los vasos sanguíneos genera más lesiones, que dependen del grado de congelación. La congelación superficial afecta a una o dos capas externas de la piel. La pérdida de tejido suele ser escasa o nula y la lesión puede curarse. La congelación profunda afecta a las dos primeras capas de la piel, así como al tejido graso subyacente o incluso a los músculos, tendones y huesos situados por debajo de la capa de grasa. En estos casos suele haber pérdida de tejido. Con la congelación, la piel suele sentirse fría y firme, lo que puede evolucionar a un aspecto blanco y dar sensación de entumecimiento. En los casos más graves, la piel se vuelve blanca, azul o de color rojo oscuro y aparecen ampollas. Con el tiempo, la piel más dañada puede formar costras y ennegrecerse.

Para tratarla, la persona que sufre congelación debe resguardarse del frío, ponerse ropa seca y caliente y proteger la piel congelada del roce y la presión. Las víctimas deben rehidratarse con bebidas calientes y empezar a recalentar el área más afectada lo antes posible. La piel se descongelará lentamente por sí sola, a menos que otros problemas médicos requieran un recalentamiento rápido, lo que puede hacerse con agua caliente a la temperatura corporal durante unos treinta minutos. Es probable que durante este tiempo se necesite medicación antiinflamatoria y analgésica. El tratamiento en casos de congelación profunda debe estar a cargo de profesionales médicos. Las congelaciones superficiales suelen resolverse por sí solas, pero, si persisten, es necesario acudir al médico. Se puede aplicar gel puro de aloe vera directamente sobre la piel congelada dos veces al día hasta que se cure. El aloe mejora la circulación sanguínea, favoreciendo el ensanchamiento de los vasos constreñidos y llevando el oxígeno que tanto necesitan las células para su reparación. En las orejas congeladas de conejos tratados con crema de aloe vera o pentoxifilina —un fármaco que facilita la circulación de la sangre— se observó que el aloe vera mejoraba la supervivencia de los tejidos mejor que la pentoxifilina. Ambos tratamientos resultaron mucho mejores que la ausencia de intervención.[56] El aloe también es antiinflamatorio y puede ayudar a reducir la hinchazón, el enrojecimiento y el dolor de los tejidos.

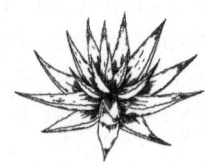

33. CURACIÓN DE HERIDAS

Todos podemos sufrir heridas en la piel. Ya sea en un dedo cortando zanahorias o al resbalarnos con la grava y rasparnos la rodilla, los cortes y rasguños desgarran el tejido cutáneo y suelen provocar hemorragias. Si la herida es profunda, sangra mucho o tiene un objeto incrustado, la persona debe buscar atención médica. Sin embargo, si es leve, puede tratarse en casa. Una vez lavadas las manos con agua y jabón, se ha de limpiar el corte o raspadura vertiendo agua fría y limpia para eliminar la suciedad y los restos. Tras lavar la zona con agua y jabón, se debe aplicar una pomada antibiótica.

El aloe vera tiene compuestos antibacterianos que ayudan a prevenir infecciones. También acelera la cicatrización de las heridas y puede disminuir el dolor, reduciendo la dependencia de los medicamentos. En un estudio, los pacientes que se aplicaban crema de aloe vera tres veces al día en la zona de la herida quirúrgica tras una operación de hemorroides presentaban una cicatrización significativamente mayor al cabo de dos semanas que los pacientes que utilizaban una crema placebo. Los pacientes del grupo del aloe también necesitaron menos analgésicos para mitigar el dolor durante este tiempo.[57] Varios estudios con ratas ofrecen más información sobre los beneficios del aloe en la cicatrización. El aloe es más eficaz que la crema de sulfadiazina, un antibiótico utilizado para prevenir infecciones, y que la crema de hormona tiroidea, conocida por acelerar la cicatrización de heridas. El aloe fue más eficaz a la hora de aumentar la formación de tejido sobre la herida y promover el desarrollo de nuevos vasos sanguíneos.[58] Estos son procesos necesarios para cerrar la herida con tejido cutáneo sano y viable. El aloe también reduce en gran medida la inflamación y la formación de pus en las heridas, algo habitual en las ratas no tratadas.[59] El gel puede aplicarse tópicamente sobre la zona lesionada varias veces al día y dejarse secar. Para heridas más profundas, el aloe debe aplicarse sobre un apósito antes de cubrir el área.

34. DEPRESIÓN
—

La depresión es un trastorno del estado de ánimo que provoca una profunda tristeza y una pérdida de interés por hacer actividades. Este trastorno afecta a la forma de sentir, pensar y comportarse de una persona y puede causar no solo problemas emocionales, sino manifestarse también en el plano físico. La depresión clínica puede ocurrir una vez en la vida de una persona o repetirse varias veces. Este sentimiento de tristeza en ocasiones causa insomnio, pérdida de apetito, falta de concentración, fatiga, pensamientos suicidas; y síntomas físicos, como dolores de espalda y de cabeza. Los cambios en los niveles hormonales del organismo pueden causar o desencadenar la depresión. Se cree que una transformación en el funcionamiento de las sustancias químicas del cerebro y su efecto en el mantenimiento de estados de ánimo estables desempeñan un papel importante. A menudo se prescribe asesoramiento psicológico y medicamentos antidepresivos. Los antidepresivos pueden causar una amplia gama de efectos secundarios, como náuseas, insomnio, visión borrosa, aumento de peso, fatiga y disfunción sexual.

La dieta puede influir en el comportamiento y, por su parte, los alimentos o la combinación de nutrientes adecuados pueden combatir determinados trastornos, como la depresión. El aloe vera alivia la depresión en ratones[60] y también potencia el aprendizaje y mejora la memoria, capacidades que se suelen ver afectadas con la depresión. Por otro lado, las afecciones médicas, como la diabetes, pueden empeorar los síntomas, aumentar la ansiedad y provocar cambios de humor. Durante ocho semanas se administró a ratas diabéticas gel de aloe vera por vía oral, lo que redujo la depresión y la ansiedad y aumentó la memoria, en comparación con las ratas diabéticas no tratadas con aloe.[61] Esta planta resulta prometedora como terapia natural para contribuir a aliviar los síntomas de la depresión.

35. DERMATITIS DEL PAÑAL

La dermatitis del pañal es una afección frecuente en los bebés que provoca que el culito se les irrite, adquiera un color rojizo y les duela. El roce repetido de un pañal sucio contra la delicada piel provoca a veces esta erupción. Para evitarlo, los pañales deben cambiarse inmediatamente después de cada deposición. Los alérgenos de las toallitas, lociones y detergentes para bebés pueden agravar la piel sensible. Si se sospecha que la dermatitis del pañal puede deberse a alguno de estos factores, hay que analizarlos y plantearlos como posibles causantes. La dermatitis del pañal también puede estar causada por una infección fúngica o bacteriana. La naturaleza impermeable de los pañales mantiene el culito del bebé caliente y húmedo. Esto, combinado con un cambio en el pH debido a la orina, crea un entorno perfecto para el crecimiento de microbios. La *Candida albicans* es una de las principales responsables.

Hay que cambiar los pañales con frecuencia, limpiar el culito del bebé con agua y jabón suave y secar la zona por completo. Pueden aplicarse cremas y pomadas sobre la piel para crear una barrera de humedad que evite futuras irritaciones. Para aliviar una dermatitis del pañal persistente o rebelde, se puede añadir gel de aloe vera a las cremas o utilizarlo directamente sobre la piel enrojecida e inflamada. El gel mejora la dermatitis del pañal, tanto en términos de gravedad como de tamaño de la erupción.[62] Si la erupción estuviera causada por *Candida albicans*, las propiedades antifúngicas del aloe[63] serían eficaces para destruir la fuente de la erupción. Las propiedades antifúngicas estimulan la cicatrización de las heridas y reducen la inflamación, permitiendo que la piel sensible se cure poco a poco.

36. DESINFECTANTE DE MANOS

Los desinfectantes de manos son productos de limpieza a base de alcohol que se promocionan como una forma eficaz de lavado de manos en ausencia de agua y jabón. Cuando se frota una pequeña cantidad de desinfectante y se deja secar, se elimina la grasa de la superficie y, presumiblemente con ella, cualquier bacteria. La mayoría de las empresas afirman que sus productos matan el 99,9 % de los gérmenes, aunque estas cifras se obtienen de estudios sobre superficies inertes, no sobre la de las manos. Los organismos especializados recomiendan lavarse las manos con agua y jabón como la mejor forma de eliminar los microbios en la mayoría de las situaciones, pero los desinfectantes a base de alcohol pueden utilizarse como alternativa en ausencia de cualquier otra.

No siempre es posible lavarse las manos con agua y jabón. Se puede hacer un desinfectante casero con aloe vera para llevarlo en el bolso, la mochila o el coche. El aloe tiene propiedades antibacterianas, antivirales y antifúngicas que pueden atacar a los patógenos de las manos y reducir su número. Además, el aloe es hidratante y no elimina por completo la grasa, como ocurre con los desinfectantes a base de alcohol.

DESINFECTANTE DE MANOS DE ALOE VERA

- ½ vaso de gel puro de aloe vera
- ¼ de vaso de avellano de bruja (*Hamamelis*) sin alcohol
- ¼ de cucharadita de aceite de vitamina E
- 10 gotas de aceite esencial de lavanda
- 10 gotas de aceite esencial de árbol del té
- 10 gotas de otro aceite esencial (limón, eucalipto, canela, clavo o geranio)

1. Mezcla todos los ingredientes en un bol.
2. Pasa la mezcla a un pequeño pulverizador de cristal. Aplica según sea necesario.

37. DIENTES SANOS

La sonrisa es una de las primeras imágenes que una persona percibe de otra. Unos dientes fuertes y sanos son atractivos y pueden hacer que una sonrisa sea radiante. Los dientes de leche suelen estar perfectamente situados y ser de un blanco brillante. Ojalá los dientes definitivos fueran así. Empiezan siendo fuertes, con mucho esmalte, la capa que cubre la superficie exterior y protege la dentina (el tejido denso y óseo que forma la mayor parte del diente) y la cavidad pulpar, que alberga los nervios y vasos sanguíneos. A medida que envejecemos, el esmalte se erosiona por la exposición a alimentos ácidos, pero también puede deberse a la sequedad bucal y a la escasa cantidad de saliva. A medida que el esmalte se desgasta, los dientes pueden volverse sensibles, decolorarse y romperse. Y, lo que es más importante, pueden volverse más susceptibles a la caries. Esto degrada la integridad del esmalte y la dentina, debilitándolos hasta el punto de tener que tratar la zona infectada para salvar la pieza.

SALUD

BIENESTAR

BELLEZA

PLANTAS Y ANIMALES

CASA Y HOGAR

La mejor manera de tener unos dientes fuertes toda la vida es cuidarlos de manera regular. Hay que cepillárselos dos veces al día y usar hilo dental, así como evitar un exceso de alimentos ácidos. El gel de aloe vera tiene efectos positivos en la salud de los dientes. Uno de los compuestos que se encuentran en la planta, el acemanano, se utilizó en un estudio para tratar las células de la pulpa dental humana.[64] Estas células desempeñan un papel en el desarrollo del tejido del esmalte.[65] El acemanano fomentó la formación de dentina a partir de las células de la pulpa dental, así como la mineralización.[66] Para proteger los dientes tras la erosión del esmalte, se debe enjuagar la boca a diario con gel de aloe vera como parte de la rutina de higiene bucal. El aloe puede ayudar a proteger los dientes y prolongar su salud a lo largo de toda la vida.

38. DOLOR DE OÍDO
—

Las infecciones del oído externo son muy comunes y están causadas por bacterias, aunque los hongos también pueden ser responsables. Los nadadores, las personas con conductos auditivos estrechos y las que padecen problemas cutáneos, como eczema o psoriasis, suelen verse más afectados. El ambiente cálido y húmedo del oído es el caldo de cultivo perfecto para bacterias y hongos que suelen encontrarse en el agua o en la piel; la invaden y se multiplican. La infección causa picor y enrojecimiento, que pueden intensificarse hasta provocar dolor intenso en el oído y alrededor de él, secreción de pus, fiebre y obstrucción parcial o total del conducto auditivo. Para detener la infección, los médicos suelen recetar antibióticos, antifúngicos o gotas para los oídos con ambos medicamentos, así como esteroides. También se recomiendan analgésicos, como el ibuprofeno.

Las infecciones del oído externo son muy comunes entre niños y pueden ser extremadamente dolorosas si no se tratan. Tras consultar con el pediatra para asegurarse de que el dolor no es más que una infección del oído externo, y siempre que el tímpano no esté perforado, se puede utilizar gel de aloe vera para ayudar a eliminar la infección y aliviar los síntomas. Se puede cortar una hoja a lo largo y raspar el gel interior transparente y machacarlo hasta obtener un líquido pegajoso. Con el paciente tumbado de lado, se puede utilizar un gotero para añadir dos o tres gotas del gel en el oído infectado, que debe taparse con un algodón durante unos diez minutos. Transcurrido ese tiempo, la persona afectada debe sentarse e inclinar la cabeza con el oído dolorido hacia el suelo. Un algodón absorberá el líquido que salga. Esto se debe hacer dos veces al día hasta que desaparezca la infección. El aloe tiene propiedades antibacterianas y antifúngicas que pueden ayudar a destruir la fuente de infección. Reduce la hinchazón, el enrojecimiento y el dolor para disminuir la dependencia de los analgésicos.

39. ECZEMA
—

El eczema es un grupo de enfermedades que provocan picor e inflamación de la piel. Suele ir acompañado de asma o fiebre del heno y es frecuente en los lactantes (hasta un 20 %), aunque la mayoría lo supera al cumplir los diez años. Sin embargo, el eczema también afecta a un 3 % de los niños y adultos, que lo padecen de forma intermitente a lo largo de su vida. Durante un brote, la piel pica, se engrosa, se seca y se escama; puede volverse roja o marrón al verse afectada la pigmentación. Hay muchos factores desencadenantes, como el rascado, las duchas calientes, el estrés, la ropa o los alérgenos. Casi todas las personas con eczema tienen bacterias *Staphylococcus aureus* en la piel, que se multiplican rápidamente si penetran. Si esto ocurre, los síntomas empeoran. Las cremas y los fármacos orales para controlar el picor y la inflamación ayudan a controlar los síntomas y los antibióticos pueden contribuir a eliminar una infección.

Aunque los corticosteroides (medicamentos similares a la cortisona que se utilizan para proporcionar alivio) suelen ser eficaces para reducir el enrojecimiento, también pueden agravar los síntomas el picor y la hinchazón asociados al eczema. Algunas personas también pueden experimentar cambios en el color de la piel, acné, hematomas o la aparición de protuberancias rojas o blancas. Por otra parte, el aloe vera se utiliza como alternativa segura a los corticosteroides para el tratamiento del eczema crónico. En un estudio, diez días de tratamiento con gel de aloe vera inhibieron la inflamación de la piel y redujeron los niveles de los IgE, anticuerpos producidos por el sistema inmunitario en respuesta a los alérgenos.[67] El eczema grave se asocia a niveles elevados de IgE y aumenta el riesgo de desarrollar alergias alimentarias y a partículas presentes en el aire.[68] En los casos más graves, el gel de aloe vera puede utilizarse junto con otros tratamientos recomendados por un dermatólogo. Las personas con casos más leves pueden probar a utilizar primero el gel de aloe vera solo, antes de recurrir a medicamentos. El gel puede usarse directamente sobre la piel, pero primero debe aplicarse en una pequeña zona para asegurarse de que no se produce ninguna reacción alérgica. Las personas con eczema son más propensas a la sensibilidad cutánea.

40. ESTREÑIMIENTO
—

El estreñimiento es la falta de frecuencia de las deposiciones o la dificultad para defecar, dolencia muy habitual que puede ser ocasional o crónica. El estreñimiento ocasional es de corta duración, mientras que el crónico consiste en defecar menos de tres veces por semana durante al menos tres meses. Las heces se desplazan con demasiada lentitud por el tubo digestivo y se vuelven duras y secas. Son difíciles de evacuar y se tiene la sensación de no poder vaciar el vientre. Se sabe que el aumento de la ingesta de fibra, los líquidos y el ejercicio ayudan a aumentar la motilidad gástrica. Si estas medidas no funcionan, se recetan laxantes y otros medicamentos para llevar más agua a los intestinos. Los efectos secundarios de estos fármacos incluyen hinchazón, gases, diarrea, náuseas, vómitos y dolor rectal.

El aloe vera se utiliza desde hace siglos en la medicina tradicional y como complemento para aliviar el estreñimiento. La savia del aloe vera contiene compuestos que son metabolizados por la flora del colon en compuestos que ejercen un efecto laxante. Esto se demostró en un estudio con treinta y cinco pacientes que padecían estreñimiento crónico. Se les administró una cápsula que contenía aloe vera, psyllium (un tipo de fibra) y celidonia (una planta utilizada a veces como purgante), o una cápsula placebo, durante veintiocho días. Los pacientes que consumieron la cápsula de aloe tuvieron evacuaciones más frecuentes y heces más blandas. También se redujo su dependencia de otros laxantes. El grupo sometido al placebo no experimentó ningún cambio en su estado.[69] Aunque los tres ingredientes de la cápsula fueron útiles para aliviar el estreñimiento, el aloe desempeñó sin duda un papel importante, lo que respaldó su uso ya extendido como laxante.

41. FISURAS ANALES
—

Una fisura anal es un pequeño desgarro en el tejido que recubre el ano. Las causas más comunes son el esfuerzo para evacuar, el estreñimiento crónico, la diarrea prolongada, el parto y el sexo anal. Las fisuras pueden ser dolorosas, especialmente durante la defecación y justo después. Pueden manifestarse con la presencia de sangre roja brillante en las heces o en el papel higiénico y la zona puede arder y picar. Otros síntomas son grietas visibles en la piel o pequeños bultos cerca del ano. Si las fisuras han sido un problema durante mucho tiempo, puede haber hinchazón y tejido cicatricial.

Añadir más fibra a la dieta y asegurar una hidratación adecuada producirá heces más blandas que serán más fáciles de evacuar. El ejercicio puede favorecer las deposiciones regulares, que no deben requerir esfuerzo para evacuar. Las cremas anestésicas tópicas pueden aliviar el dolor temporalmente. Las fisuras anales que no cicatrizan pueden requerir cirugía para reducir los espasmos y el dolor. Para evitar los medicamentos y la cirugía, puede utilizarse crema de aloe vera. Aplicada a las fisuras anales de los pacientes de un estudio tres veces al día durante seis semanas, produjo resultados positivos. Después de solo una semana, el dolor crónico disminuyó significativamente y continuó haciéndolo hasta la quinta semana, momento en el que el dolor dejó de ser un problema. Los tejidos también empezaron a cicatrizar y las heridas eran menos graves. Al final del estudio, tras seis semanas, el 71 % de los pacientes vio reducido el sangrado al defecar.[70] La aplicación de aloe en casa es un método fácil y discreto para reducir los síntomas de las fisuras anales y proporcionar alivio del dolor, el sangrado, la hinchazón y el picor.

42. GRIPE

La gripe estacional es una enfermedad respiratoria causada por los virus A y B de la gripe. Es contagiosa y una persona puede infectarse al tocar una superficie contaminada con el virus y transferirlo a la boca o nariz. Cuando esto ocurre, el virus se aloja en la mucosa y comienza a replicarse. Las personas contaminadas que tosen o estornudan hacen que el virus se transmita por el aire. La simple inhalación de este aire puede iniciar una nueva infección. Los síntomas —fiebre, dolor de garganta, secreción o congestión nasal, tos, fatiga, dolores musculares y de cabeza— pueden ser leves o graves y, en algunos casos, mortales. En su inicio (dentro de las primeras cuarenta y ocho horas tras hacer su aparición los síntomas), pueden tomarse medicamentos antivirales para acortar la duración de la enfermedad en uno o dos días y disminuir la gravedad de los síntomas.

Cada año, muchas personas optan por vacunarse contra la gripe para prevenir la de tipo estacional. Sin embargo, la vacuna no garantiza que los vacunados no enfermen. Si alguien contrae la gripe y no quiere tomar medicamentos antivirales debido a los posibles efectos secundarios (náuseas, vómitos, diarrea y dolores de cabeza), puede tomar aloe vera para ayudar a reducir los síntomas y la duración de la enfermedad. Cuando se expusieron varias cepas de virus de la gripe a la aloe-emodina, un compuesto del aloe vera, aquellas perdieron su capacidad de dañar las células sanas y replicarse.[71] Estas medidas pueden ayudar a controlar la infección gripal y reducir los síntomas. El aloe también tiene la capacidad de potenciar la respuesta inmunitaria secundaria, que produce anticuerpos contra partículas extrañas, como es el caso del virus de la gripe.[72] Esto garantiza que todos los encuentros posteriores con el mismo virus no causen otra infección.

43. HEMATOMAS

—

A menudo, los hematomas aparecen tras sucesos que pasan desapercibidos, como chocar con la pata de una cama o golpearse la cadera con la encimera de la cocina. Otros se producen por practicar ejercicio, por trastornos hemorrágicos o tras tomar medicamentos anticoagulantes. Las personas mayores son más propensas a sufrirlos porque tienen una piel más fina que da menos soporte a los vasos sanguíneos que hay debajo. Cuando la piel se lesiona, se dañan las células sanguíneas que hay bajo ella. Se pierde sangre, que se acumula bajo la superficie de la piel, dando lugar a una marca negra o azul sensible y a veces dolorosa. El hematoma empieza a curarse, se vuelve amarillo o verde y acaba desapareciendo a medida que se reabsorbe la sangre. La combinación de hielo y calor puede aplicarse al hematoma para reducir la hinchazón y mejorar la circulación en la zona.

El aloe vera puede utilizarse para tratar los hematomas. La aplicación tópica puede reducir la inflamación, la sensibilidad y el dolor. El aloe aumenta la circulación sanguínea en el tejido dañado y acelera la curación al facilitar la desaparición de la sangre vieja y aportar los nutrientes necesarios para la reparación. Esto favorece el desarrollo de los nuevos vasos sanguíneos necesarios para sustituir a los dañados. El gel de las hojas frescas de aloe puede utilizarse directamente sobre el tejido magullado. Si no se dispone de él, el gel de aloe vera puro adquirido en internet o en tiendas también funcionará. Debe aplicarse varias veces al día, según sea necesario, hasta que el hematoma haya desaparecido y la zona ya no esté sensible.

44. HERPES LABIAL
—

El herpes labial es una infección por el virus del herpes simple (VHS-1) que afecta a la piel de los labios. Las úlceras llenas de líquido se desarrollan en los labios y alrededor de ellos y acaban rompiéndose y goteando un líquido claro, que luego forma una costra. Los herpes labiales tienden a agruparse en racimos y son rojos, abultados y duelen; pueden ir acompañados de fiebre e inflamación de los ganglios del cuello. Algunos solo duran unos días, mientras que otros tardan semanas en desaparecer.

El VHS-1 es contagioso y puede penetrar en la piel a través de cualquier arañazo o pequeño corte. Se puede contagiar tocándose la zona o compartiendo vasos, cubiertos, cepillos de dientes o maquinillas de afeitar. Una vez contraído, el virus no desaparecerá. No siempre se sabe por qué se produce un brote, pero se cree que el estrés y un sistema inmunitario deprimido son factores desencadenantes. Las cremas, pomadas o pastillas antivirales pueden reducir los síntomas, pero normalmente solo hacen desaparecer las llagas uno o dos días antes que sin tratamiento.

Sin embargo, esos pocos días pueden ser extremadamente importantes para las personas durante un brote. Las úlceras no solo causan dolor, sino también vergüenza. La sensación inicial de hormigueo asociada a un brote inminente puede hacer que una persona trate de manera urgente de conseguir la medicación o incluso evite que la vean hasta que el herpes labial haya desaparecido. Se han investigado las propiedades antivirales y antiinflamatorias del aloe vera para determinar su uso como tratamiento tópico del herpes labial. Se infectaron células con el VHS-1. Tras solo una hora de exposición al gel de aloe vera, se inhibió el crecimiento del virus.[73] El uso del aloe directamente sobre la piel durante las primeras fases de un brote o la mezcla de aloe con aceite de coco, otro antiviral natural que actúa inhibiendo el herpes labial, puede ser una forma eficaz de limitar el crecimiento viral y disminuir la extensión y duración del brote del VHS-1.

45. HIEDRA VENENOSA

—

Un afortunado 15 % de la población no es alérgica a la hiedra venenosa (*Toxicodendron radicans*). Esto significa que el 85 % restante debe extremar las precauciones cuando se encuentre al aire libre en zonas donde proliferan estas plantas. Una resina aceitosa llamada *urushiol* entra en contacto con la piel si se rozan las hojas, los tallos o las raíces de la planta. El urisol también puede transferirse al tocar animales domésticos, herramientas de jardinería, ropa u otros objetos que hayan estado en contacto con la planta. La resina penetra rápidamente en la piel y los síntomas aparecen en un plazo de 12 a 72 horas. Es frecuente el enrojecimiento de la piel, picor, hinchazón y ampollas que pueden supurar y formar costras, y duran entre una y tres semanas. La erupción no es contagiosa, pero el urushiol puede transmitirse de una persona a otra. La piel afectada debe lavarse con jabón suave y agua tibia para eliminar la resina. La gravedad de la infección puede reducirse o incluso evitarse si se retira la resina antes de que penetre en la piel. Los efectos de la hiedra venenosa suelen desaparecer por sí solos, pero, si es grave o se inicia una infección, el médico ha de prescribir corticosteroides y antibióticos.

Una erupción siempre es tentadora de rascar, sobre todo si pica tanto como la de la hiedra venenosa. Para calmar la piel y proporcionar alivio, puede aplicarse gel de aloe vera directamente sobre la zona afectada. Puede hacerse con un depresor lingual, un palito de helado o una cuchara que se pueda tirar o lavar en el lavavajillas. Esto evitará la propagación de la erupción a cualquier otra parte del cuerpo o a otra persona. El aloe reducirá la hinchazón, el enrojecimiento, el dolor y el picor, evitará que la infección se desarrolle en las llagas abiertas y acelerará la curación del tejido cutáneo dañado. El gel de aloe vera puede aplicarse en su forma natural, directamente de la planta, o diluido en agua, con un pulverizador.

ALOE VERA CONTRA LA HIEDRA VENENOSA (PARA AEROSOL)

- Planta de aloe vera
- Agua

1. Corta una hoja de aloe a lo largo. Raspa el gel interior con una cuchara.
2. Repite el procedimiento con otra hoja, si es necesario, hasta recoger medio vaso de gel.
3. Pon el gel en una licuadora y agrega medio vaso de agua purificada. Licúa la mezcla.
4. Pon el gel de aloe diluido en un pulverizador. Utilízalo generosamente, según sea necesario.

46. INSUFICIENCIA TIROIDEA LEVE
—

El tiroides es una glándula con forma de mariposa situada cerca de la base de la garganta, justo debajo de la nuez de Adán. Produce hormonas que regulan el crecimiento y el desarrollo del organismo, lo que incluye la temperatura corporal, la fuerza, el peso y el estado de ánimo; expresado en pocas palabras, estas hormonas controlan la forma en que se utiliza la energía en el organismo. Si el tiroides no produce suficiente cantidad de determinadas hormonas, principalmente la triyodotironina (T3) y la tiroxina (T4), no puede mantener un control estricto de sus numerosas funciones. Esto puede dar lugar a una larga lista de síntomas, como fatiga, aumento de peso, intolerancia al frío, debilidad muscular, disminución del ritmo cardiaco, rostro hinchado y depresión. A veces, la disfunción tiroidea es leve, como en el caso del hipotiroidismo subclínico. En estos casos, los niveles de la hormona tiroidea pueden ser normales, pero el de otra hormona importante llamada *hormona estimulante del tiroides (tirotropina)* es elevado. Esta hormona la produce la hipófisis y su producción depende de los niveles de T3 y T4. Cuando estos niveles son bajos (como en los casos de hipotiroidismo), se segrega más tirotropina para estimular al tiroides a producir más T3 y T4. Las personas con insuficiencia tiroidea leve pueden necesitar tratamiento con la hormona levotiroxina. Esta medicación puede provocar la caída temporal del cabello. De esta hormona no debe abusarse, ya que puede provocar arritmia cardiaca, cambios de humor y dificultad para respirar, entre otros posibles efectos secundarios.

Cada año, solo un bajo porcentaje de pacientes con insuficiencia tiroidea leve evoluciona a hipotiroidismo. Si no se corrige con medicación (y muchas veces los riesgos superan a los beneficios), el tiroides no funciona a pleno rendimiento y el organismo se resiente. El aloe vera se ha estudiado como producto potencial para mejorar la función tiroidea en esta población de pacientes. Treinta mujeres con hipotiroidismo subclínico que no recibían tratamiento con levotiroxina tomaron jugo de aloe vera cada día durante nueve meses. Los niveles de tirotropina disminuyeron significativamente, al igual que los anticuerpos de peroxidasa tiroidea, que atacan a las células tiroideas y causan inflamación. El aloe también mejoró la función de las células tiroideas que producen y segregan T3 y T4 y disminuyó la necesidad del organismo de convertir la T4 (forma mayoritariamente inactiva) en T3 (forma activa).[74] De esta forma, el aloe parece ayudar a restaurar la función tiroidea en casos leves de hipotiroidismo subclínico mediante la ingestión diaria de su jugo.

47. LLAGAS

Las aftas o llagas son úlceras poco profundas que se desarrollan en la lengua o en el interior de los labios o las mejillas. Son redondas u ovaladas, con el borde rojo y el centro amarillo o blanco. Una persona puede padecer una o varias a la vez. Pueden dificultar la alimentación y el habla porque son muy dolorosas. Se desconoce la causa exacta, pero varios factores que contribuyen a ellas y que son comunes entre los que las padecen habitualmente son el estrés, los cambios hormonales, las alergias alimentarias, la ingestión de alimentos ácidos, la irritación producida por los aparatos de ortodoncia, morderse la mejilla y la carencia de determinados nutrientes. Aunque la mayoría de los casos leves se curan solos en varias semanas, las llagas más grandes pueden tardar hasta seis semanas y dejar cicatrices en el tejido.

No existe ningún tratamiento que cure las aftas. Lo mejor que se puede hacer es prevenir la infección y controlar el dolor al tiempo que se reduce su duración. Uno de los tratamientos utilizados para reducir la inflamación y el enrojecimiento de las aftas es el acetónido de triamcinolona al 0,1 %. Se trata de un medicamento esteroide que puede causar efectos secundarios, como insomnio, cambios de humor, fatiga, ampollas y debilitamiento de la piel. Un compuesto del aloe vera, el acemanano, también es eficaz para reducir el tamaño de las aftas, así como el dolor, aunque no lo hace tan bien como el acetónido de triamcinolona. Sin embargo, el acemanano no mostró efectos secundarios en los pacientes analizados en un estudio.[75] El aloe vera también disminuyó la inflamación, el enrojecimiento y el tiempo de curación de las aftas en comparación con el placebo.[76] Se cree que las propiedades antiinflamatorias y de refuerzo inmunológico del aloe son fundamentales para proporcionar este alivio.

48. PÉRDIDA DE PESO
—

Un exceso de grasa corporal aumenta el riesgo de padecer problemas de salud diversos, como diabetes, cardiopatías y ciertos tipos de cáncer. La pérdida de peso mejora o previene cualquier afección vinculada al sobrepeso. La grasa se acumula en el cuerpo cuando se ingieren más calorías de las que se queman. El organismo almacena este exceso de calorías en forma de grasa. Junto con el ejercicio y una dieta sana, una ingesta calórica adecuada ayudará a quemar la grasa almacenada y a reducir el peso corporal. Los procesos metabólicos que se producen en épocas en las que aumenta la deposición de tejido adiposo en el cuerpo también pueden provocar una inflamación crónica de bajo grado.

Las personas obesas con prediabetes o diabetes precoz no tratada corren el riesgo de sufrir complicaciones cardiovasculares. Para reducir estas afecciones potencialmente graves, debe reducirse el peso corporal. Esto puede ser difícil de conseguir y requiere disciplina para cambiar la dieta y aumentar la práctica de ejercicio. Añadir aloe vera a la dieta es un medio sencillo de potenciar la pérdida de peso con poco esfuerzo. Los pacientes prediabéticos y no diabéticos que recibieron en un estudio un complejo diario de gel de aloe durante ocho semanas tenían masas de grasa corporal significativamente más bajas y perdieron más peso que aquellos del grupo de control que no recibieron el aloe.[77] También se sabe que el aloe es seguro e implica una escasa inversión en comparación con los medicamentos. El aloe vera tiene la ventaja añadida de reducir la resistencia a la insulina[78] y disminuir los niveles de glucosa en sangre.[79]

49. PICADURA DE MEDUSA
—

Las medusas tienen largos tentáculos que contienen diminutos aguijones con veneno. Si se roza uno de ellos, se liberan los aguijones, que penetran en la piel e inyectan el veneno. Por lo general, solo afecta a la zona con la que entra en contacto, pero, si el veneno entra en el torrente sanguíneo, puede producirse una reacción más grave. Las medusas que aparecen en las playas, fuera del agua, siguen siendo venenosas. Incluso los tentáculos que flotan sueltos en el agua pueden liberar veneno. Hay muchos tipos de medusas y la mayoría son inofensivas para el ser humano. Una picadura solo suele causar dolor localizado, ardor, picor, hinchazón y enrojecimiento.

En caso de picadura, hay que lavar la zona con agua de mar y retirar los tentáculos (sin tocarlos). Para desactivar las células urticantes, la zona debe enjuagarse abundantemente con vinagre. Los ácidos del vinagre descomponen las proteínas del veneno y lo neutralizan. Se ha de aplicar gel de aloe vera sobre la piel afectada dos veces al día. Esto reducirá la inflamación, el picor y el dolor y acelerará la curación del tejido dañado, así como reducirá el riesgo de infección por patógenos oportunistas que intenten entrar en las lesiones de la piel.

50. PICOR POR JALAPEÑO

—

Los pimientos jalapeños, que crecen hasta los 10 cm de largo, tienen unos 2,5 cm de ancho en la base y se estrechan a lo largo hacia la punta. Se recolectan y suelen utilizarse verdes, pero pueden madurar hasta volverse de color rojo, naranja o amarillo. El picante de los chiles jalapeños varía de suave a picante y la mayoría tienen entre 3.500 y 8.000 unidades según la escala Scoville. Estas unidades son un índice de picante que da a los pimientos números que van desde menos de 100 (pimientos dulces) a más de 3 millones (la variedad pepper X). Los pimientos jalapeños que tienen pequeñas líneas marrones o cicatrices son más picantes que los que no las tienen. Estas cicatrices son el resultado de unas condiciones de cultivo que aumentan el nivel de picor del pimiento. Si lo que buscas es picante, elige jalapeños llenos de estas cicatrices. Los jalapeños rojos maduros también son más picantes que los verdes. El picante procede de un compuesto llamado *capsaicina*. Cuanta más capsaicina, más picante resulta el pimiento.

El cocinero que cocina con chiles jalapeños debe usar guantes antes de cortarlos para evitar el malestar posterior. Si no dispone de guantes o prefiere trabajar con las manos desnudas, no debe frotarse los ojos ni ninguna otra parte del cuerpo. Si se toca, sentirá en la piel de la zona una sensación de quemazón. Después de cortar estos chiles, hay que lavarse las manos para eliminar la capsaicina de la piel. Sin embargo, si ha empezado la sensación de quemazón en las manos, hay que empaparlas en leche. Una proteína que se encuentra en la leche separa la capsaicina de los nervios sensoriales de la piel y permite su eliminación. A continuación, se puede aplicar gel de aloe vera. Se trata de un antiinflamatorio y analgésico que calmará la piel quemada.

51. PROTECCIÓN ANTE LA RADIACIÓN

—

La radiación es energía en forma de partículas u ondas que puede causar mutaciones genéticas por exposición prolongada y aumentar el riesgo de padecer cáncer. Grandes dosis durante un corto periodo de tiempo causan enfermedad por radiación y provocan náuseas, pérdida de cabello, fallo orgánico o incluso la muerte. Al aire libre, la exposición a la radiación de los rayos UV del sol es constante. Los procedimientos médicos con rayos X y tomografías también emiten dosis considerables. En el hogar, algunos de los culpables son los microondas, las conexiones inalámbricas a internet y los teléfonos móviles. En el mundo actual, es imposible evitar por completo la exposición a la radiación para interactuar en sociedad. Lo mejor para minimizar sus efectos es tomar medidas preventivas, ya sea de los rayos ultravioleta A (UVA) y ultravioleta B (UVB) del sol o de los aparatos electrónicos del entorno.

La radiación descompone las moléculas del cuerpo en radicales libres reactivos. Estos atacan a otros compuestos del cuerpo, causando daños celulares y en el ADN. El aloe vera tiene la capacidad de eliminar estos radicales libres y evitar lesiones en los tejidos del cuerpo. Los ratones a los que se administró, en un estudio, gel de aloe vera durante quince días antes de exponerlos a altas dosis de radiación quedaron protegidos de muchos de los efectos de la exposición. Los que recibieron la mayor dosis de aloe presentaron síntomas de radiación más leves y un retraso en la aparición de la enfermedad en comparación con los sometidos a dosis más bajas,[80] lo que puede servir de base para futuros estudios destinados a determinar una dosis óptima de aloe de cara a combatir los daños de la radiación. El aloe ha demostrado ser útil para reducir la inflamación del recto en pacientes humanos con proctitis aguda por radiación. Se trata de un efecto secundario frecuente en las personas sometidas a radioterapia por tumores pélvicos. La aplicación dos veces al día de una pomada de aloe vera durante cuatro semanas mejoró significativamente algunos síntomas, como la diarrea y la urgencia fecal.[81] Esto mejoró su calidad de vida y les permitió continuar con sus actividades cotidianas y salir de casa con menos ansiedad.

52. PSORIASIS

La psoriasis es una afección cutánea frecuente que se produce cuando las células de la piel crecen diez veces más deprisa de lo normal. Este exceso de células crea placas rojas que se notan al tacto, con escamas blanquecinas en la superficie de la piel. Estas placas suelen picar y doler, y la piel puede secarse, agrietarse y sangrar. Las uñas también pueden verse afectadas y decolorarse. Hasta un 30 % de los enfermos de psoriasis padecen también artritis psoriásica y sufren dolor e hinchazón en las articulaciones. La mayoría de los afectados intercalan periodos de brote y remisión. La afección puede desencadenarse por estrés, ciertos medicamentos, infecciones, lesiones cutáneas, tabaquismo o clima frío. Estos factores desencadenantes ponen en marcha un sistema inmunitario ineficiente. Algunos de los glóbulos blancos del organismo atacan a las células sanas de la piel, provocando otras respuestas inmunitarias que causan el exceso de células cutáneas, enrojecimiento, inflamación y otros síntomas. No existe cura, pero puede controlarse con tratamientos tópicos, fototerapia y fármacos orales o inyectables.

Hasta la fecha, lo mejor que se puede esperar es mantener la enfermedad en remisión el mayor tiempo posible y tratar los síntomas a medida que se producen los brotes. El aloe vera ha demostrado ser eficaz y seguro en estos casos. Cuando en un estudio se utilizó en una crema para tratar a pacientes con psoriasis en placas de leve a moderada, más del 83 % de ellos experimentaron una mejora significativa de las placas, en comparación con menos del 7 % de los pacientes que utilizaron una crema placebo.[82] Cuando se comparó con el acetónido de triamcinolona, un corticosteroide prescrito para la psoriasis con el fin de reducir la inflamación, el enrojecimiento y el picor, el aloe vera fue más eficaz en la reducción de los síntomas clínicos de psoriasis leve a moderada.[83] El aloe puede considerarse una alternativa fácilmente accesible y segura a otros tratamientos tópicos para reducir los síntomas de la psoriasis.

53. QUEMADURAS CUTÁNEAS

Una quemadura produce daños en la piel y posiblemente en los tejidos subyacentes, ya sea a causa de la luz solar, el calor, productos químicos, la electricidad o la radiación. Existen tres tipos de quemaduras. Las de primer grado afectan a la capa externa de la piel y causan inflamación, enrojecimiento y dolor leves. Las de segundo grado dañan la capa externa de la piel y la subyacente; las caracterizan las ampollas, el enrojecimiento y el dolor. Las quemaduras de tercer grado son las más graves y dañan la capa más profunda del tejido cutáneo. Tienen un aspecto blanco y correoso. El tratamiento de las primeras consiste en limpiar la herida, aplicar crema antibiótica y tomar analgésicos. En cambio, las más graves deben ser tratadas por un profesional médico.

Las quemaduras de primer y segundo grado pueden beneficiarse del aloe vera aplicado diariamente en forma de gel. Los compuestos antibacterianos y antiinflamatorios del gel ayudan a prevenir la infección y reducir el enrojecimiento y la hinchazón. El aloe ayuda a curar las quemaduras de la piel en torno a nueve días más rápido que las heridas por quemaduras no tratadas.[84] Las quemaduras a las que se aplica el aloe se curan más rápido y con menos dolor incluso que las tratadas con crema de sulfadiazina de plata, un antibiótico tópico utilizado habitualmente para prevenir y tratar infecciones en el tejido quemado.[85] No solo funciona mejor, sino que el aloe conlleva un gasto mucho menor. Una planta de aloe vera en casa o en el jardín garantiza un suministro fresco, constante y barato de un gel eficaz para las quemaduras cutáneas que proporcionará alivio rápidamente.

54. QUEMADURAS SOLARES
—

Exponerse mucho tiempo al sol sin protección solar puede provocar quemaduras en la piel. Los rayos ultravioleta penetran y aumentan el ritmo de producción de melanina, la forma que tiene el cuerpo de proteger la piel de los efectos dañinos del sol. Pero, cuando la exposición es demasiado prolongada o los rayos demasiado intensos, la melanina no es suficiente y la piel se quema. Esta se enrojece, duele y se inflama, se nota caliente al tacto y puede formar pequeñas ampollas llenas de líquido.

Las lámparas de bronceado pueden quemar la piel del mismo modo que lo hace el sol. Incluso los rayos solares que se reflejan en la superficie del agua, la arena, el hielo y la nieve pueden provocar quemaduras. Sorprendentemente, en los días nublados se puede llegar a recibir el 80 % de los rayos ultravioletas del sol, por lo que también entonces hay que tener precaución al realizar actividades al aire libre. La piel quemada por el sol empieza a curarse por sí sola en pocos días. A menudo se utilizan analgésicos y corticoesteroides (medicamentos similares a la cortisona que se emplean para aliviar el dolor y controlar el picor).

Antes de exponerte al sol, puedes aplicarte gel de aloe vera puro sobre las zonas que no vayan a quedar ocultas. El aloe ayuda a prevenir los daños solares provocados por los rayos UVA, que penetran en las capas más profundas de la piel y causan daños tanto cutáneos como en el ADN. En estudios de laboratorio, el aloe vera añadido a una solución que contenía células de piel humana adulta expuestas a rayos UVA mostró menos daño que soluciones celulares similares sin aloe. La protección se produjo por el mantenimiento de las membranas celulares, que de otro modo habrían sufrido daños —y a menudo, la muerte— a causa de los rayos UVA.[86] Si la piel ya está quemada por el sol, el aloe seguirá siendo de ayuda. El daño ya está hecho, pero el aloe contiene compuestos que aceleran la producción de colágeno[87] y pueden acelerar el crecimiento de tejido nuevo y sano para reemplazar la piel quemada, ampollada y descamada. Dado que la planta debe utilizarse en toda su potencia para obtener la máxima eficacia, el gel no debe diluirse con agua ni con ninguna otra sustancia. Un efecto refrescante inmediato proporciona un alivio instantáneo, junto con la disminución de la inflamación y el aporte de humedad. El aloe debe aplicarse varias veces al día hasta que deje de ser necesario.

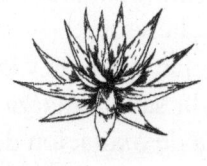

55. RESACA

—

El alcohol incluye todas las formas del etanol y se encuentra en numerosas bebidas: vino, champán, cerveza, vodka, ron, whisky, ginebra, tequila, brandy, coñac, vermut, etc. El alcohol aumenta los efectos del GABA, un neurotransmisor que envía mensajes al cerebro y al sistema nervioso y hace que las señales se transmitan más lentamente. El consumo excesivo de alcohol ralentiza demasiado las señales y provoca trastornos físicos y mentales. La gravedad de estos efectos depende del estado de salud, de la frecuencia y la cantidad que beba la persona, de su peso, de si está tomando medicamentos o de si tiene comida en el estómago.

El 20 % del alcohol se absorbe en el torrente sanguíneo directamente desde el estómago y el 80 %, desde el intestino delgado, donde se lleva al hígado, que lo metaboliza. Después de una copa, la piel puede enrojecer y la persona sentirse menos inhibida. A medida que se consume más alcohol, puede notarse dificultad para hablar, ralentización del pensamiento, mala coordinación, inestabilidad emocional y pérdida de memoria. La persona puede llegar a perder la conciencia o incluso al coma, o a la muerte si la tensión arterial baja demasiado, se interrumpe la respiración o el vómito obstruye las vías respiratorias. Recuperar la sobriedad lleva tiempo. Las duchas frías y la cafeína tienen un efecto temporal y no debe confiarse en estos métodos para eliminar los síntomas del consumo de alcohol. Los medicamentos no aceleran la eliminación del alcohol del organismo, pero los antiinflamatorios no esteroideos pueden aliviar el dolor de la resaca.

Se ha descubierto que la aloína y la aloe-emodina, compuestos presentes en la savia amarga de las hojas de aloe vera, aumentan la tasa de oxidación del alcohol en el organismo. La aloína administrada a ratas doce horas antes de la administración de alcohol disminuyó significativamente sus niveles en sangre en un 40 % y aumentó la tasa de desaparición del alcohol del cuerpo en un 50 %. El tratamiento previo con aloe-emodina también produjo resultados significativos.[88] Sin embargo, antes de ingerir la savia de aloe, que contiene estos compuestos, hay que tener en cuenta que también se trata de un fuerte laxante, por lo que conviene evaluar su uso.

56. SÍNDROME DE BOCA ARDIENTE
—

El síndrome de boca ardiente afecta al 2 % de la población, pero para quienes lo padecen es un trastorno muy incómodo. Esta afección se caracteriza por una sensación de hormigueo, ardor o incluso quemazón en las encías, los labios, las mejillas, la lengua o el paladar. Estos síntomas pueden comenzar repentinamente y durar horas o días. Pueden desaparecer y reaparecer inesperadamente. Algunas personas se despiertan sintiéndose bien, pero los síntomas se manifiestan de repente y aumentan a lo largo del día. Otras tienen síntomas durante el día y no por la noche. El síndrome de boca ardiente primario no tiene una causa subyacente y es difícil de diagnosticar. Por su parte, el síndrome de boca ardiente secundario sí tiene una causa identificable y puede estar relacionado con la diabetes, deficiencias nutricionales, alergias, ansiedad, depresión, desequilibrios hormonales, medicamentos o reflujo ácido. La reducción del estrés, dejar los alimentos o medicamentos desencadenantes, el aumento del ejercicio, el cambio de dentífrico y la ingesta de líquidos fríos a lo largo del día pueden ayudar a combatirlo.

No existe un único tratamiento eficaz para la mayoría de los pacientes, aunque a menudo se recetan medicamentos para tratar el dolor crónico. La mejor forma de eliminar los síntomas para que no vuelvan a aparecer es encontrar la causa. Dado que puede resultar difícil, se suelen tratar los síntomas. Un estudio para determinar la eficacia de utilizar una funda de plástico para proteger la lengua descubrió que su uso reducía el dolor y mejoraba la calidad de vida del paciente. La funda disminuía la fricción entre la lengua y los dientes y encías, protegiendo de esta forma la lengua de los cambios de temperatura y del flujo salival. En un estudio, se extendió gel de aloe vera sobre la lengua de los pacientes antes de colocarles los protectores linguales de plástico. En consecuencia, el alivio del dolor fue aún mayor y los pacientes acabaron teniendo una visión más positiva de su bienestar.[89] Las propiedades antiinflamatorias del gel pueden reducir la hinchazón de los tejidos y calmar la sensación de ardor en la boca.

57. SISTEMA INMUNITARIO

El sistema inmunitario es la defensa del organismo contra bacterias, virus, hongos, parásitos, toxinas y alérgenos, que pueden causar mucho daño. Cuenta con una red de células, tejidos y órganos repartidos por todo el cuerpo que trabajan las veinticuatro horas del día y se comunican cuando detectan una amenaza, para así organizar la defensa. Como el sistema inmunitario está muy ocupado, necesita toda la ayuda posible para no sobrecargarse. Si esto ocurre, la enfermedad puede tomar el control.

El aloe vera puede modular la respuesta inmunitaria, dependiendo del origen de la sustancia extraña que invada el organismo. Una respuesta inmunitaria, llamada *respues-*

BIENESTAR

SALUD

BIENESTAR

BELLEZA

PLANTAS Y ANIMALES

CASA Y HOGAR

ta humoral, implica el desarrollo de anticuerpos contra patógenos o moléculas que circulan libremente por la sangre o la linfa. Existe otra respuesta, mediada por células, que se estimula cuando las proteínas de la superficie celular se vuelven anormales y pierden su capacidad de reconocer moléculas extrañas en el organismo. Es el caso de las células tumorales, las células trasplantadas y las células infectadas por virus. El aloe vera administrado a ratas con sistemas inmunitarios expuestos a sustancias extrañas mejoró significativamente la respuesta inmunitaria humoral. La respuesta mediada por células disminuyó.[90] De esto se deduce que el aloe puede utilizarse para mejorar la inmunidad y reducir la amenaza de patógenos y toxinas que circulan por la sangre y la linfa.

58. ÚLCERAS EN LAS PIERNAS
—

Se trata de úlceras, o llagas, que aparecen en las piernas y tardan semanas en curarse. La mayoría de las veces las sufren personas con problemas circulatorios que provocan un aumento de la presión dentro de las venas. Esto hace que los vasos sanguíneos de la piel se vuelvan frágiles. Una lesión leve en la piel, como un rasguño, puede romperla y formar una úlcera. Las personas corren mayor riesgo si han sufrido una trombosis venosa profunda, tienen artrosis, diabetes, sobrepeso o varices. Una operación reciente de cadera o rodilla también son desencadenantes frecuentes. La pierna afectada suele hincharse, doler y picar. A veces, la úlcera presenta una secreción maloliente. Para que cicatrice, hay que limpiar y vendar la herida. Luego se colocan vendas de compresión sobre el vendaje para mejorar la circulación.

Como las úlceras de las piernas son heridas abiertas, pueden infectarse. Cuando esto ocurre, no pueden cicatrizar. Se suelen administrar antibióticos para combatir la infección, pero la creciente amenaza de bacterias multirresistentes es motivo de gran preocupación. En estos casos, pueden surgir problemas de salud importantes que afectan enormemente a la calidad de vida del paciente; incluso pueden poner en peligro su vida. Una alternativa natural que ha demostrado su eficacia es el aloe vera. En un estudio, el gel de esta planta se aplicó a apósitos que se colocaron sobre las úlceras infectadas de las piernas de los pacientes. Al cabo de once días, se detuvo el crecimiento bacteriano en el 93 % de los casos. A otro grupo de pacientes se les administró un antibiótico tópico de uso rutinario para las úlceras. El crecimiento bacteriano no disminuyó en ninguna de las úlceras.[91] El gel de aloe vera puede aplicarse a las heridas en caso de úlceras de pierna infectadas para reducir significativamente el número de bacterias y la infección y allanar el camino para que la herida cicatrice.

59. VERRUGAS
—

Las verrugas son pequeños crecimientos cutáneos causados por el virus del papiloma humano (VPH). Suelen ser de color carne y contienen pequeños puntos negros, que en realidad son vasos sanguíneos coagulados. Las manos y los dedos son las zonas más comunes donde se encuentran, lo que no es sorprendente, ya que el virus es contagioso. Si aparecen en las plantas de los pies, se denominan *verrugas plantares*. La mayoría de ellas desaparecen por sí solas, pero pueden tardar uno o dos años en hacerlo. Muchas personas se avergüenzan de ellas y optan por eliminarlas utilizando medicamentos con ácido salicílico o recurriendo a la congelación o al láser. Estos tratamientos pueden causar dolor, ampollas y cicatrices.

Los tratamientos sin receta y administrados por el médico pueden ser caros y dolorosos, por no hablar de su ineficacia o lentitud. En cambio, los tratamientos caseros fáciles de aplicar, como el aloe vera, pueden eliminar las verrugas sin dolor. Para ello, se puede utilizar un trocito de algodón para aplicar generosamente gel de aloe vera sobre la verruga y mantenerlo con un vendaje. Para obtener mejores resultados, debe hacerse por la mañana y cambiar el vendaje por la noche. Dependiendo del tamaño y la ubicación, la verruga debería desaparecer al cabo de una o dos semanas. Los compuestos antivirales del aloe contribuyen a destruir la verruga, mientras que otras de sus propiedades ayudan en el proceso de curación.

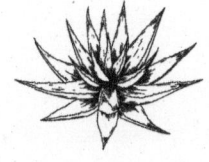

CAPÍTULO 3

BELLEZA

—

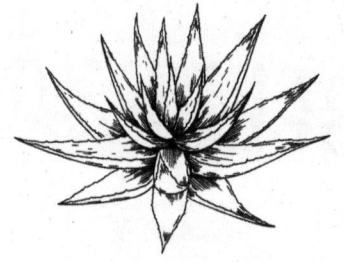

60. ACNÉ

El acné es una afección cutánea que se manifiesta en forma de granos, espinillas, puntos blancos, quistes, nódulos y pápulas. Suele aparecer en la cara, pero también puede hacerlo en el cuello, el pecho, la espalda, la parte superior de los brazos, los hombros y las nalgas. Es unos de los problemas cutáneos más comunes. Se produce cuando las células muertas de la piel se adhieren al sebo (grasa) dentro del poro y quedan atrapadas, pues las bacterias que viven en la piel a veces pueden quedarse en el interior de los poros con las células cutáneas muertas. Esto proporciona un caldo de cultivo perfecto para las bacterias, que se multiplican rápidamente. La piel se inflama. Si el acné penetra más profundamente, se forma un doloroso nódulo (bulto sólido) o quiste (bulto lleno de pus).

Normalmente, el acné aparece en adolescentes y adultos jóvenes, pero puede afectar a cualquiera, incluso a los bebés. A menudo deja cicatrices y manchas oscuras en la piel. En su forma leve puede tratarse con productos de venta libre con peróxido de benzoilo o ácido salicílico. El acné suele desaparecer tras cuatro a ocho semanas de uso del producto. Para una mejor resolución, un dermatólogo debe tratar los casos más graves. Pueden utilizarse tratamientos tópicos de prescripción, tratamientos corporales con antibióticos o procedimientos en consulta con láser, luces o productos químicos.

Estos productos y procedimientos pueden provocar sequedad cutánea, irritación de la piel, malestar estomacal y mareos. Algunos aumentan el riesgo de coágulos sanguíneos, elevan la tensión arterial y afectan a la función hepática. Cuando se utiliza en combinación con un tratamiento prescrito para el acné, el aloe vera reduce la dependencia de los medicamentos y el riesgo de efectos secundarios. Esto se demostró en un estudio con un gel al 50 % de aloe vera aplicado por la mañana y por la noche después de un lavado de cara con jabón, seguido de una aplicación tópica, antes de dormir, de tretinoína (un medicamento utilizado para tratar casos de acné de leves a moderados). Casi el 79 % de los pacientes tenían la piel limpia al cabo de ocho semanas, en comparación con solo el 23 % de los pacientes del grupo de control que se aplicaron tretinoína, pero no gel de aloe vera, a diario.[92] El gel de aloe se puede comprar en internet y en tiendas, aunque también se puede utilizar directamente de las hojas. Para ello, se debe cortar aproximadamente medio centímetro de hoja de una planta de aloe. Una vez exprimida, se mezcla el gel con una parte igual de agua purificada y se extiende la mezcla por el rostro.

61. ACONDICIONADOR
—

La cabeza humana tiene entre 100.000 y 150.000 cabellos. Son muchos que cuidar. Cada pelo consta de tres capas: la capa exterior, o cutícula, protege las dos capas interiores. Cuando el pelo está sano, las escamas de la cutícula se superponen firmemente y protegen las capas internas. Sin embargo, cuando se daña, las escamas de la cutícula se debilitan y separan, dejando al descubierto las capas inferiores. El pelo parece seco y sin brillo y puede romperse con facilidad. Las capas internas pueden dañarse por la exposición a los rayos UV del sol, el calor, la contaminación, el cloro o cualquiera de las numerosas sustancias químicas que contienen los productos y tratamientos capilares.

Cuando se acondiciona, el cabello sella la cutícula alisando las escamas para darle un aspecto suave y sano. Este proceso también reduce el estrés del secado con toalla y el cepillado y ayuda a desenredar. El acondicionador debe aplicarse a unos centímetros del cuero cabelludo y hacia las puntas. Cuanto más viejo sea el cabello, más dañado estará. La mayoría de los acondicionadores se utilizan después de cada aplicación de champú, pero otros funcionan mejor cuando se utilizan solo una o dos veces por semana. El aloe vera es un acondicionador suave pero eficaz para el cabello. La composición química del aloe es similar a la de la queratina, la principal proteína del cabello. El gel se absorbe rápidamente en el tallo, aportando los nutrientes necesarios para aumentar su fuerza y elasticidad. Es también un hidratante, que atrae la humedad del ambiente y la sella en las hebras. El aloe vera puede aplicarse en la ducha después del champú o como acondicionador sin aclarado para ayudar a desenredar y proporcionar una ligera fijación.

ACONDICIONADOR DE ALOE VERA
- 1 cucharadita de gel de aloe vera
- 1 cucharadita de aceite de coco

1. Derrite el aceite de coco en la palma de la mano.
2. Mezcla bien el aceite y el gel de aloe.
3. Extiende sobre el cabello y masajea.
4. Deja actuar 5 minutos y aclara con abundante agua.

62. BOMBA DE BAÑO

A veces no hay nada mejor al final de un día largo y duro que relajarse con un baño reconfortante. Las bombas de baño mejoran la experiencia, añadiendo burbujas al momento. También suelen incorporar fragancias, pétalos de flores, hierbas, purpurina y colorante. Los ingredientes principales son el ácido cítrico y el bicarbonato sódico.

SALUD

BIENESTAR

BELLEZA

PLANTAS Y ANIMALES

CASA Y HOGAR

Cuando se disuelven en agua, reaccionan y dan lugar a otros ingredientes; entretanto burbujean vigorosamente. Al disolverse, los demás ingredientes se liberan y aportan al agua sus cualidades únicas. En su mayoría no son irritantes para la mayoría de las personas, pero algunos de los otros ingredientes añadidos pueden causar enrojecimiento de la piel, sequedad o incluso reacciones alérgicas.

Las bombas de baño caseras son sencillas de hacer y permiten decidir qué ingredientes añadir para que contengan componentes naturales y no provoquen reacciones. La combinación de ingredientes es infinita y totalmente personalizable, según las preferencias. La siguiente receta puede utilizarse para hacer bombas de baño caseras de aloe vera y los ingredientes pueden sustituirse por los que se deseen.

BOMBA DE BAÑO DE ALOE VERA
- 1 vaso de bicarbonato
- ½ vaso de ácido cítrico
- ¼ de vaso de harina fina de maíz
- 1 ½ cucharadas de gel de aloe vera
- 25 gotas de aceite esencial
- Moldes
- Agua o aceite de oliva (opcional, si es necesario)

1. Mezcla los ingredientes secos en un bol.
2. Mezcla aparte el gel de aloe vera y los aceites esenciales.
3. Añade la mezcla líquida a los ingredientes secos, poco a poco, hasta que se hagas una pasta que se mantenga firme al apretarla, sin que se desmorone. Si está demasiado seca, añade unas gotas de agua o aceite de oliva, hasta conseguir la consistencia adecuada.
4. Introduce la mezcla en los moldes y presiona firmemente.
5. Deja secar las bombas de baño durante 24 horas y desmóldalas.
6. Guárdalas en un recipiente hermético y úsalas durante las siguientes 2 semanas.

63. CABELLO DAÑADO

Pasar tiempo al aire libre expone el cabello a los efectos dañinos de la radiación UV. Algunos de los aminoácidos que componen la capa externa del cabello —la cutícula— absorben la radiación UV y se descomponen, formando radicales libres. Estos radicales libres rompen las moléculas del cabello y dejan el pelo opaco, descolorido y quebradizo. Las puntas pueden debilitarse y partirse, lo que deja una melena encrespada e ingobernable. Un sombrero o una sombrilla protegen el pelo del sol. Si vas a pasar tiempo al aire libre, intenta planificar las salidas a primera o última hora del día, cuando los rayos UV no son tan intensos.

Son raros los productos capilares, ya sean naturales o sintéticos, que actúan como protectores solares. El aloe vera es una planta fácil de encontrar y de usar, y hace precisamente esto. El aloe absorbe la radiación UV, ya que uno de sus compuestos, la aloína, bloquea entre el 20 % y el 30 % de los rayos UV del sol.[93] Tanto el jugo de aloe vera fresco como el comercial protegen el cabello de los daños, pero el fresco proporciona más protección.[94] Antes de aventurarse a tomar el sol, el aloe vera debe aplicarse sobre el cabello para prevenir daños y mantenerlo sano y fuerte.

ESPRAY PROTECTOR SOLAR DE ALOE VERA PARA EL CABELLO
- ¼ de vaso de gel de aloe vera
- ¼ de vaso de agua purificada
- 20 gotas de aceite esencial

1. Mezcla bien todos los ingredientes.
2. Pasa el líquido a un pulverizador de cristal.
3. Pulveriza ligeramente sobre el cabello.

64. CABELLO TEÑIDO CON ALHEÑA

—

La alheña (también conocida como *henna*) se ha utilizado como tinte durante siglos para dar color al cabello. El tinte no aclara el pelo, sino que le da un bonito tono rojizo, marrón o negro. El color original del cabello influye mucho en el resultado final, ya que el tinte se deposita en las capas externas de queratina de la superficie del cabello, en lugar de penetrar en la cutícula, como hacen los tintes comerciales. Las mechas y reflejos ya presentes en el cabello permanecerán, aunque con el nuevo tono de la alheña. A diferencia de los tintes químicos agresivos, que contienen compuestos alergénicos como parafenilendiamina, parabenos y conservantes, la alheña es un producto natural que fortalece el cabello además de teñirlo.

Las hojas de la planta se secan y se muelen hasta obtener un polvo fino. Mezcladas con un líquido, se forma una pasta con la consistencia y el color del barro. Esta pasta se aplica al cabello de la raíz a las puntas y se deja actuar durante varias horas. Cuanto más tiempo se deje, más intenso será el color. Muchas personas afirman que la alheña reseca el pelo. El pelo puede parecer encrespado, enredado o seco después de su aplicación. En realidad, esto se debe a que la alheña no se ha aclarado completamente. Para asegurarse de que se ha eliminado toda la pasta del cabello y para añadir más hidratación y brillo, se puede utilizar gel de aloe vera como enjuague y acondicionador después de la alheña. Se puede aplicar el gel generosamente y masajear el pelo. Se deja actuar durante quince minutos y se aclara. El aloe ayudará a eliminar cualquier resto de pasta y dejará el pelo suave y sano. Si el cabello necesita un aporte extra de hidratación, se puede añadir aceite de linaza al aloe.

65. CASPA

—

La caspa es una enfermedad crónica caracterizada por la descamación de las células de la piel del cuero cabelludo. Se manifiesta en forma de escamas blancas y aceitosas en el pelo y los hombros. No es una enfermedad peligrosa, pero puede resultar embarazosa para algunas personas. Suele empeorar en otoño e invierno, cuando el cuero cabelludo está expuesto a un aire exterior más seco y frío y a un aire interior más cálido, lo que reduce la humedad de la piel. Esta afección puede deberse a no lavarse el cabello con suficiente champú, de modo que las células muertas de la piel se mezclan con los aceites del cuero cabelludo. Esto provoca una acumulación y posterior desprendimiento de estas células en forma de caspa. Los hongos en el cuero cabelludo irritan la piel de algunas personas y provocan una sobreproducción de células cutáneas, que se desprenden en forma de caspa. La piel seca puede provocar asimismo la aparición de escamas más pequeñas y secas. Sin embargo, una de las causas más comunes de la caspa es la dermatitis seborreica. Se trata de una afección en la que la piel grasa se cubre de escamas blancas o amarillas. Los casos leves son fáciles de tratar: basta hacer una limpieza diaria para reducir la grasa y la acumulación de células cutáneas. Otros casos son más difíciles y pueden requerir champús medicinales. Algunos de estos contienen agentes antifúngicos y antibacterianos para eliminar los microbios. Otros ralentizan la tasa de mortalidad de las células cutáneas para reducir la acumulación y la descamación.

Como la mayoría de los medicamentos, los champús medicinales pueden provocar efectos secundarios no deseados. Al utilizarlos, una persona puede desarrollar dermatitis de contacto, fotosensibilidad, caída o decoloración del cabello. El aloe vera puede utilizarse para reducir hasta cierto punto los síntomas de la dermatitis seborreica y la caspa, e incluso para acondicionar el cabello. En un estudio, 44 pacientes con dermatitis seborreica usaron, bien aloe vera, o bien un placebo líquido en el cuero cabelludo, dos veces al día durante seis semanas. Los pacientes que utilizaron el aloe tuvieron mejoras significativamente mayores de sus síntomas en comparación con el grupo del placebo, según la evaluación tanto de los dermatólogos como de los propios pacientes. Los pacientes que utilizaron el aloe experimentaron menos descamación y picor, y tenían menos zonas afectadas en el cuero cabelludo.[95] De esta manera, el aloe puede utilizarse de forma segura cada día para proporcionar una medida de alivio de los síntomas de la dermatitis seborreica.

66. DESMAQUILLANTE DE OJOS

Muchas mujeres y algunos hombres utilizan maquillaje alrededor de los ojos para definir y acentuar la belleza de los ojos y las cejas. Para conseguirlo, se suelen utilizar delineadores de ojos, sombras de ojos, lápices de cejas, correctores, bases de maquillaje y máscaras de pestañas. Al final del día, antes de acostarse, es esencial desmaquillarse para evitar que proliferen bacterias nocivas que puedan dañar el tejido ocular. La eliminación del maquillaje también evita que se ensucien las fundas de las almohadas y las sábanas. Las toallitas y soluciones para desmaquillar los ojos deben ser no irritantes y estar formuladas para eliminar fácilmente todos los restos del producto. Aun así, muchos de estos productos contienen lauril sulfato sódico, poloxámero 184, trietanolamina, colorantes y fragancias, entre otros ingredientes que pueden irritar la piel sensible, o tienen contaminantes que pueden provocar cualquier tipo de reacción.

El gel de aloe vera extraído directamente de la hoja interior de la planta o del gel comercializado puro puede utilizarse para desmaquillar la delicada zona del contorno de los ojos. El aloe es un desmaquillante suave, no irritante y eficaz que hidrata la piel y deja la zona fresca, hidratada y limpia. El aloe también reduce la hinchazón debajo de los ojos y retrasa los signos del envejecimiento. Basta con aplicar el gel en un algodón y pasarlo por los párpados y las ojeras.

67. DESODORANTE
—

La sudoración es una función natural que el cuerpo utiliza para reducir el calor corporal. El sudor en sí es inodoro. Sin embargo, el ambiente cálido y húmedo es un caldo de cultivo ideal para las bacterias, que proliferan en la axila. Estas descomponen la proteína queratina de la superficie de la piel y producen ácidos grasos y amoníaco, que son los causantes del mal olor. Para reducir el olor, las axilas deben lavarse con regularidad y mantenerse secas. La mayoría de la gente utiliza antitranspirantes para reducir la sudoración o desodorantes para enmascarar el olor.

Dado que la sudoración es un proceso natural para regular la temperatura corporal y eliminar toxinas del cuerpo, se recomienda dejar que el cuerpo sude. Los desodorantes pueden ayudar a enmascarar el olor durante un tiempo, pero a veces las bacterias dominan incluso los olores más penetrantes. La mejor manera de estar libre de olores es asegurarse de que las bacterias no tienen la oportunidad de crecer en las axilas. El gel de aloe vera puede utilizarse como desodorante. Tiene compuestos antibacterianos que impiden el crecimiento excesivo de bacterias y los olores desagradables que conlleva. El aloe también calma e hidrata la piel sensible de las axilas y alivia la irritación causada por el afeitado. Se puede aplicar solo o mezclado con otros ingredientes para obtener un desodorante más tradicional.

DESODORANTE DE ALOE VERA
- ¼ de vaso de manteca de karité
- 1 cucharada de gel de aloe vera
- 1 cucharada de aceite de coco
- 3 cucharadas de raíz de arrurruz en polvo
- 1 cucharada de bicarbonato sódico
- 20 gotas de aceite esencial (opcional)

1. Calienta la manteca de karité al baño maría, a fuego lento, hasta que se derrita.
2. Retira la manteca de karité líquida del fuego y bate los ingredientes restantes; añádelos a la mezcla.
3. Vierte la mezcla en un recipiente de cristal con tapa.
4. Deja que la mezcla se enfríe y endurezca antes de utilizarla. La consistencia deberá permitir tomarla con los dedos limpios y masajear la piel de las axilas.

68. ENVEJECIMIENTO DE LA PIEL
—

El proceso de envejecer implica muchos cambios en el organismo: las arterias se endurecen, los huesos pierden densidad, la memoria disminuye, la piel se debilita y aparecen arrugas. El ritmo al que se producen estos procesos varía de una persona a otra. La genética y las enfermedades influyen en cuándo y cómo envejecemos, pero la dieta y estilo de vida tienen un impacto significativo en el proceso. Hay muchas teorías sobre el envejecimiento, pero la de los radicales libres es cada vez más popular como explicación. Se cree que los radicales libres son los responsables de los daños relacionados con la edad en células y tejidos. Se trata de moléculas inestables que buscan activamente un electrón. Atacan a la molécula estable más cercana y le roban uno de sus electrones, convirtiendo también a esa molécula en un radical libre. Esto inicia una reacción en cadena de creación de radicales libres que, en última instancia, puede destruir las células.

La clave para detener este proceso reside en los antioxidantes. El aloe vera contiene antioxidantes en forma de polifenoles, indoles, alcaloides,[96] vitaminas y minerales.[97] Previenen el daño celular de los radicales libres que causan el envejecimiento prematuro. El aloe también estimula las células para que produzcan fibras de colágeno y elastina. Estas proteínas mejoran la elasticidad de la piel, reducen las arrugas y ayudan a mantener unos poros pequeños e imperceptibles. El zinc del aloe actúa como astringente para cerrar aún más los poros y dar a la piel un aspecto suave y claro. El gel puro de aloe vera puede aplicarse sobre el rostro y el cuello todas las noches para proporcionar ingredientes clave en la protección de la piel y mantenerla flexible y fresca.

69. ERITEMA

El eritema es una afección cutánea muy común que enrojece la piel. Todos los tipos de piel son susceptibles, aunque algunos más que otros. Puede deberse a daños solares, alergias, medicamentos, depilación con pinzas, ejercicio e incluso masajes. Algunos de estos tipos de eritema son temporales y desaparecen por sí solos, como el enrojecimiento de la piel después del ejercicio o de un masaje enérgico. Otros tardan más, como en el caso de la piel dañada por el sol, y algunos son crónicos, lo que puede ocurrir si la piel entra constantemente en contacto con alérgenos. El hecho de que la piel se vuelva rosada o roja indica que el cuerpo ha aumentado el flujo sanguíneo a través de los capilares cercanos a la superficie de la piel en un intento de eliminar los irritantes y curar el tejido dañado.

Es importante comprender las causas del eritema. Hay que sospechar de las cremas, lociones y geles que entran en contacto con la piel y dejar de usarlos inmediatamente si son la fuente de la irritación. Si los responsables son los medicamentos tópicos, se debe consultar al médico para cambiar a una alternativa no irritante. El aloe vera puede ayudar con el enrojecimiento producido por el daño solar y otros tipos de eritema. Esto se demostró en mujeres a las que, en un estudio, se aplicó lauril sulfato sódico en los antebrazos para inducir un eritema. El aloe resultó ser tan eficaz como el gel de hidrocortisona para reducir el enrojecimiento de la piel tras seis días de tratamiento.[98] El aloe también es suavemente calmante y no tiene ninguno de los efectos secundarios no deseados del gel de hidrocortisona.

70. ESTRÍAS
—

Las estrías pueden aparecer durante periodos de crecimiento intenso, como la pubertad o el embarazo, o por rápidos cambios de peso. Las capas medias de la piel se estiran más allá de su capacidad elástica y se desgarran. Esto también puede ocurrir cuando afecciones médicas hacen que las glándulas suprarrenales liberen niveles elevados de cortisona, con lo que la piel pierde flexibilidad. Los productos con corticosteroides también pueden producir este efecto. El tejido cicatricial forma líneas estrechas de color púrpura rojizo, que acaban desvaneciéndose hasta adquirir un color blanco plateado. Las estrías son muy frecuentes y aparecen sobre todo en el vientre, los muslos, las caderas, las nalgas, la parte superior de los brazos y la parte inferior de la espalda. Algunas estrías desaparecen con el tiempo, pero otras permanecen durante toda la vida. Para minimizar su aparición, a veces se utilizan lociones medicinales, microdermoabrasión y terapia láser. Sin embargo, no garantizan resultados y pueden resultar caros.

Una alternativa natural para reducir la progresión de las estrías cuando empiezan a aparecer es utilizar gel de aloe vera. Aplicado en el abdomen de mujeres no embarazadas —en un estudio— no solo evitó la propagación de las estrías con el tiempo, sino que redujo el picor y el enrojecimiento causados por la dilatación de los vasos sanguíneos en comparación con las mujeres que utilizaron una crema de control.[99] El aloe puede ayudar a curar la piel dañada y restaurar la elasticidad de la zona estimulando la producción de colágeno y otras proteínas que favorecen el tejido conjuntivo y promoviendo el desarrollo de nuevos vasos sanguíneos.[100]

71. EXFOLIANTE
—

Exfoliarse con regularidad mantiene la piel radiante y fresca, además de ser un hábito saludable. El proceso elimina las células muertas de la capa más externa de la piel para dejar al descubierto la que hay debajo, nueva y radiante. Esta piel, lisa y suave, rejuvenece de inmediato. La exfoliación suele realizarse por medios mecánicos, con una esponja vegetal, piedra pómez, cepillo corporal o guantes exfoliantes, o por medios químicos, en un balneario o consulta médica. Muchas personas solo se exfolian la cara, pero la exfoliación de todo el cuerpo puede hacer rejuvenecer la piel para que tenga un aspecto luminoso. Además, la exfoliación permite que la crema hidratante penetre más profundamente, para una mejor hidratación.

Parte del proceso consiste en utilizar un exfoliante facial o corporal. Hay muchos disponibles en las tiendas, pero una forma barata y muy eficaz de eliminar la piel muerta y comenzar el proceso de rejuvenecimiento es hacer un exfoliante en casa con una parte de gel de aloe vera y dos de azúcar. Así de sencillo. También se puede añadir un poco de zumo de limón, miel, vinagre de sidra de manzana o aceites esenciales para ayudar a liberar las células muertas de la piel y añadir aroma. El aloe actúa como portador de otros ingredientes, hidrata la piel y puede mejorar el acné y curar llagas y heridas. El aloe también reduce la irritación, el enrojecimiento y la inflamación y mejora el aspecto y el tacto general de la piel.

72. GEL DE AFEITAR
—

Las cremas de afeitar no solo se presentan en forma de crema; también pueden adquirirse en forma de gel o espuma. Suelen utilizarlas los hombres para afeitarse la barba y las mujeres y algunos hombres para depilarse las piernas, las axilas y otras zonas. Afeitarse solo con agua y una cuchilla suele dañar la piel. Pueden producirse cortes y rasguños o una erupción roja, hinchada y con picor. Para evitarlo, se utiliza crema (o gel o espuma) de afeitar para hidratar la piel y el vello. Una piel hidratada es más flexible y se adapta mejor a la cuchilla. El vello más blando requiere menos fuerza para cortarlo y, por tanto, con el producto se reduce el riesgo de arañazos en la piel. La capa de protección que proporciona la crema también reduce la fricción para que la maquinilla se deslice sobre la piel sin esfuerzo.

Muchas cremas de afeitar contienen colorantes y fragancias sintéticas, propilenglicol para mantener la piel húmeda, trietanolamina para mantener los aceites y el agua emulsionados, lauril sulfato sódico para crear espuma y aceite mineral para retener la humedad. Estos ingredientes pueden irritar la piel y los pulmones y obstruir los poros. Para evitarlos, se puede utilizar gel de aloe vera, que tiene un efecto lubricante que permite pasadas suaves y rápidas sobre la piel y minimiza la posibilidad de cualquier herida accidental. Además, llegado el caso, los cortes se beneficiarían del aloe porque acelera la cicatrización de las heridas y reduce la inflamación. El aloe también atrae la humedad a la piel, dejándola suave e hidratada. El aloe vera es un gel suave, eficaz y barato, ideal para todas las necesidades del afeitado o la depilación.

73. GEL FIJADOR PARA CEJAS

Las cejas pueden ser finas y ralas, gruesas y tupidas, o estar en algún punto intermedio. A lo largo del tiempo, la moda de las cejas ha ido cambiando. Hace un siglo, se consideraban glamurosas las muy finas, ligeramente curvadas y dibujadas. La tendencia hacia cejas aún más finas surgió antes de que se pusiera de moda un *look* más natural. Siguieron unas cejas más grandes y atrevidas, con líneas limpias y una forma definida. Las cejas pobladas se sustituyeron por cejas más finas, las más finas por cejas pintadas, las pintadas por cejas muy depiladas, estas últimas, por cejas tupidas, y así sucesivamente. Hoy, la tendencia en cejas se inclina hacia lo natural, así como hacia lo vistoso y atrevido.

Los geles fijadores para cejas han surgido para mantener los pelos sueltos en su sitio, domar los rebeldes y presentar un aspecto cuidado. Los geles comerciales para cejas pueden ser bastante caros y a menudo contienen ingredientes irritantes para la piel. Si se quiere tener un gel para mejorar la mirada, se puede utilizar gel de aloe vera. Este gel natural y calmante hidrata la piel y reduce el enrojecimiento de las cejas recién depiladas. El aloe también protege contra las infecciones bacterianas que pueden producirse cuando las bacterias de cepillos, lápices, polvos o geles de cejas contaminados penetran en los poros y comienzan a multiplicarse. Se puede mojar una varita de rímel limpia en gel de aloe vera y pasarla por las cejas. El gel se secará en un minuto y mantendrá las cejas en su sitio sin dejar residuos pegajosos.

74. GEL PARA EL PELO

Las gominas suelen utilizarse para mantener el pelo en su sitio a lo largo del día. Hay pruebas de que los antiguos egipcios utilizaban gomina hace miles de años, pero no fue hasta el siglo XIX cuando se inventó la gomina moderna. El tipo de fijación que proporciona cada marca depende de sus ingredientes y se desarrolla con distintos fines. A algunas personas les gusta una fijación muy rígida, que deje el pelo inamovible. Otras prefieren una fijación ligera que permita el movimiento natural del cabello y lo mantenga suave y liso.

Muchos geles del mercado contienen fragancias y colorantes que pueden irritar la piel y los pulmones y otros ingredientes que pueden ser alergénicos o causar toxicidad en los órganos. El gel de aloe vera puede utilizarse de forma segura sobre el cabello para proporcionar una fijación suave sin los posibles efectos negativos sobre el organismo que pueden tener algunos geles comerciales. Ten en cuenta que la fijación del aloe no es muy fuerte y se utiliza mejor para controlar la melena y reducir el encrespamiento. Aporta suavidad e hidratación sin ser pegajoso. El gel de la hoja o un gel comercial puro puede aplicarse simplemente por los mechones después del champú, cuando el pelo está aún húmedo. El cabello puede secarse al aire o con la ayuda de un secador.

75. GEL PORTADOR

La aplicación de medicamentos, aceites esenciales u otros productos sobre la piel para su administración transdérmica puede mejorarse mediante el uso de portadores. Se trata de aceites, geles, cremas, lociones y jabones. Diluyen el producto y reducen el riesgo de irritar la piel. También pueden aumentar (o disminuir) la velocidad de absorción y la concentración final del producto absorbido a través de las capas de la piel. Un buen portador es muy importante cuando el medicamento se aplica a través de la piel. Uno bueno permitirá que la piel absorba más cantidad del medicamento, haciendo que una dosis más baja sea igual de eficaz y reduciendo el coste total del medicamento, ya que se utilizará menos cantidad. Igualmente importante es el hecho de que una dosis más baja también reduce el riesgo de sufrir efectos secundarios. El gel de aloe vera puede mejorar la permeación del medicamento a través de la piel. En un estudio se mezcló gel de aloe vera con ketoprofeno, un antiinflamatorio no esteroideo utilizado para tratar la artritis y el dolor, y se aplicó sobre piel abdominal humana. La cantidad de medicamento que penetró en la piel fue significativamente mayor en comparación con los grupos de control, en los que no se utilizó aloe para ayudar a la absorción transdérmica.[101] El gel de aloe vera puede extraerse directamente de las hojas frescas de la planta o comprarse a un proveedor. El paciente debe reconocer el papel del aloe como portador en la administración transdérmica de fármacos y prestar atención a la hora de administrar la dosis correcta.

76. HIDRATANTE FACIAL
—

Una piel hidratada proporciona un brillo saludable y un aspecto más joven. La sequedad hace que las células de la piel se acumulen en la superficie, en lugar de desprenderse, lo que da lugar a un aspecto seco y áspero. La piel pierde elasticidad, se vuelve tirante y puede agrietarse. Las líneas y las arrugas son más pronunciadas. La pérdida de hidratación puede deberse a la exposición al sol, las duchas calientes, el viento, el consumo excesivo de bebidas diuréticas (como el café, el alcohol o el té), a no usar cremas hidratantes o a utilizar productos agresivos para la piel. La pérdida de hidratación empeora con la edad debido a la disminución de la actividad de las glándulas sebáceas y a la menor capacidad de la piel para retener el agua.

La rehidratación de las capas superiores de la piel y el bloqueo de la humedad ayudarán a mejorar el aspecto y el tacto de la piel seca. El aloe vera es un hidratante que puede atrapar agua del entorno para ayudar a añadir humedad a la piel, proporcionándole flexibilidad. Cuando se combina con otros ingredientes, como el aceite de jojoba y el plátano, el aloe desempeña un papel clave en el rejuvenecimiento de la piel seca, la reducción de la inflamación, la reparación de los tejidos dañados y la lucha contra los signos del envejecimiento. Una mascarilla facial de aloe puede prepararse fácilmente en casa y utilizarse de dos a tres veces por semana.

MASCARILLA FACIAL DE ALOE PARA PIELES SECAS
- 1 cucharada de gel de aloe vera
- 1 cucharadita de aceite de jojoba
- ½ plátano pequeño

1. Tritura el plátano hasta obtener una pasta.
2. Incorpora el gel de aloe vera y el aceite de jojoba hasta que estén bien mezclados.
3. Aplica la mezcla sobre el rostro limpio y seco.
4. Deja actuar unos 30 minutos, hasta que la mezcla se note seca.
5. Aclara con agua.

77. LABIOS AGRIETADOS

Los labios agrietados se caracterizan por estar secos, enrojecidos y con picor. La piel de los labios es muy fina y solo proporciona una pequeña protección al tejido subyacente. Los labios no contienen glándulas sebáceas que produzcan grasa hidratante, por lo que la pérdida de agua en esta zona es mucho mayor que en cualquier otra parte del cuerpo. Otros factores agravantes son las condiciones ambientales secas, lamerse los labios, el daño solar, las deficiencias vitamínicas, la medicación y las infecciones. Los labios agrietados son un problema muy común para muchos.

El primer paso para conseguir unos labios suaves y tersos es tratarlos con un exfoliante labial suave. Una simple mezcla a partes iguales de aceite de coco y azúcar bastará. El uso de aloe vera para hidratar los labios hará que se sientan aún mejor. Por la mañana, se puede aplicar gel de aloe vera de la hoja y mezclarlo con una gota de aceite de oliva. Esto hidratará los labios, prevendrá infecciones a través de la piel agrietada, calmará cualquier sensación de quemazón o irritación y proporcionará un brillo bonito pero sutil. El aloe vera también puede utilizarse solo, si se desea un aspecto más mate. Para obtener mejores resultados, el gel debe aplicarse en varias ocasiones a lo largo del día.

78. LOCIÓN PARA DESPUÉS DEL AFEITADO O LA DEPILACIÓN

—

Muchos hombres suelen afeitarse la barba cada mañana y algunas mujeres y también hombres utilizan regularmente maquinillas de afeitar para depilarse las piernas, las axilas y otras zonas. El afeitado y la depilación pueden provocar cortes y rasguños en la piel, así como erupciones rojas, hinchadas y con picor. Para ayudar a calmar la piel y reducir la irritación, se puede aplicar una loción. Es un líquido o gel que se aplica en la cara, las piernas, las axilas u otra zona inmediatamente después del afeitado o la depilación. Se supone que cierra los poros y evita que las bacterias y la suciedad de la cuchilla invadan la zona y provoquen acné u otras irritaciones cutáneas.

El aloe calma la piel irritada y puede reducir el enrojecimiento y la inflamación, por lo que se recomienda que la loción contenga aloe vera. Este es antibacteriano y previene las infecciones y el acné. El producto también debe contener *Hamamelis* (avellano de bruja) para cerrar los poros. Muchas veces se utiliza alcohol para este fin, pero puede resecar mucho la piel y escocer cuando se aplica. El *Hamamelis*, al igual que el aloe, tiene propiedades antibacterianas y antiinflamatorias.

LOCIÓN PARA DESPUÉS DEL AFEITADO CON ALOE VERA
- ¼ de vaso de gel de aloe vera (mejor fresco)
- ¼ de vaso de *Hamamelis* (avellano de bruja)
- ½ cucharadita de glicerina vegetal
- 10 gotas de aceite esencial de lavanda
- 10 gotas de aceite esencial de pachulí

1. Mezcla bien todos los ingredientes en un bol.
2. Guarda la mezcla en un frasco o recipiente de cristal oscuro; se conservará hasta una semana.

79. LOCIÓN PARA EL CONTORNO DE OJOS

Los ojos son una forma de expresión y transmiten estados de ánimo y emociones. Parpadear, sonreír, reír y llorar son solo algunas de las acciones que mantienen la piel que rodea los ojos en constante movimiento. Esta piel se estira y se comprime, no solo con los movimientos faciales, sino también cuando se frotan los ojos al desmaquillarlos, cuando se ponen o quitan las lentillas o cuando los restregamos al picarnos a causa de diversas irritaciones. Estos movimientos, junto con la edad, disminuyen la cantidad de colágeno del tejido cutáneo y hacen que pierda elasticidad. Como esta piel es fina y sensible, las líneas y las arrugas aparecen aquí antes que en cualquier otra parte de la cara. En esta zona también hay muy pocas glándulas sebáceas, por lo que la sequedad también puede ser un problema.

La piel del contorno de los ojos requiere una atención especial para mantener a raya las patas de gallo y, al mismo tiempo, dar un aspecto despierto y descansado. Es importante utilizar un producto suave y no irritante. El aloe vera lo es y además contiene antioxidantes que reducen los daños cutáneos y el envejecimiento prematuro causado por los radicales libres derivados de la exposición al sol, la contaminación, el alcohol o el estrés. El aloe vera estimula la cicatrización de la piel desgarrada o dañada y sus compuestos antiinflamatorios reducen la hinchazón de las ojeras. La piel queda suave e hidratada. La adición de una pequeña cantidad de aceite de vitamina E al gel de aloe vera y el almacenamiento de la mezcla en el frigorífico puede aumentar su vida útil y mejorar su potencial antioxidante.

80. LUBRICANTE
—

Los lubricantes se utilizan para reducir la fricción o la sequedad durante el coito. Tienen una base de agua, aceite o silicona y contienen una serie de sustancias químicas cuestionables para la salud vaginal. Muchos contienen clorhexidina, propilenglicol y fenoxietanol, que pueden irritar la delicada piel de la vagina; parabenos, que pueden imitar a los estrógenos y estar relacionados con un mayor riesgo de cáncer de mama; glicerina, un alcohol azucarado que puede favorecer el crecimiento excesivo de *Candida* en la vagina y provocar una infección por hongos. Otros componentes pueden contener impurezas que en ocasiones provocan otros problemas de salud. Numerosos lubricantes pueden aumentar el riesgo de aparición de bacterias vaginales y de sufrir infecciones por hongos y provocar sequedad de los tejidos vaginales, lo que puede llevar a desgarros.

El aloe vera puede utilizarse como gel lubricante natural, suave y no irritante. Proporcionará el efecto deseado a la vez que hidrata y protege el tejido vaginal. Con una hoja fresca de la planta, se deben eliminar las espinas de ambos lados, cortar la hoja longitudinalmente y extraer el gel interior con una cuchara o un cuchillo. Este gel puede utilizarse inmediatamente o guardarse en el frigorífico durante unos días. Si se utiliza gel de aloe vera comercial, debe ser puro y no contener aditivos ni productos químicos no deseados.

81. MANCHAS EN LAS AXILAS
—

La piel de las axilas debe tener aproximadamente el mismo color que la del resto del cuerpo. Sin embargo, muchas personas desarrollan tonalidades más oscuras en esta zona y desearían aclararla para igualarla a la del resto del cuerpo. En la mayoría de los casos, esta afección es totalmente inofensiva y puede estar causada por la depilación, ciertos desodorantes, antitranspirantes o cremas, o la acumulación de células cutáneas muertas. Estos desencadenantes pueden irritar la piel y hacer que se produzca más melanina, el pigmento marrón oscuro o negro responsable del color de la piel. También puede deberse a una enfermedad llamada *acantosis nigricans*. Esto hace que la piel se engrose y oscurezca. La acantosis nigricans tiende a ser hereditaria, pero las personas con resistencia a la insulina o que tienen niveles elevados de insulina (producida hormonal o medicinalmente) también están en riesgo de padecerla. Los niveles elevados de insulina pueden aumentar la producción de melanina y producir manchas oscuras en la piel. El tratamiento de la acantosis nigricans suele resolver el problema de las axilas oscuras. En los demás casos, será útil tomar medidas para mantener la insulina en niveles normales. Las cremas retinoides prescritas por dermatólogos, las cremas a base de vitamina D o los *peelings* químicos pueden ayudar a aclarar la piel de las axilas.

Una forma segura y natural de hacerlo es aplicar gel de aloe vera. Puede extraerse directamente de la parte interior de las hojas de la planta o utilizarse un gel comercial de alta calidad. El aloe se ha de aplicar cada día durante al menos 15 minutos. El gel se seca rápidamente y no deja un residuo pegajoso, por lo que también puede dejarse todo el día. También funciona como desodorante. Un compuesto del aloe vera llamado *aloesina* inhibe la enzima tirosinasa.[102] Esta enzima es necesaria para producir melanina. Más melanina implica una piel más oscura. Aplicando gel de aloe vera se impide la producción de melanina y la piel de las axilas ya no se oscurecerá como antes.

82. MELASMA
—

La exposición al sol puede desencadenar el melasma, una afección que provoca la aparición de manchas marrones, normalmente en la cara. La nariz, el labio superior, la frente, las mejillas y la barbilla son las zonas más afectadas, pero también puede aparecer en otras zonas de la piel expuestas con frecuencia al sol. Esta afección afecta predominantemente a las mujeres y es más frecuente en las embarazadas. Los cambios hormonales provocados por el embarazo, las píldoras anticonceptivas o la terapia hormonal sustitutiva pueden hacer que los melanocitos de la piel produzcan más pigmento marrón (melanina). Aunque esta afección es inofensiva desde el punto de vista de la salud, a muchas personas con melasma no les gusta el aspecto moteado que estas manchas le dan a la piel. Si el desencadenante son las hormonas, suele desaparecer cuando disminuyen los niveles hormonales (al dejar de tomar medicamentos o después del embarazo). Alternativamente, y para los casos con otros factores desencadenantes, la forma más segura de evitar que estas zonas afectadas se oscurezcan es evitar la radiación UV del sol. Cuando se esté al aire libre, se debe utilizar protección solar, sombrero y gafas de sol. La hidroquinona puede aclarar la piel y puede combinarse con corticosteroides para potenciar el efecto. También pueden utilizarse otros medicamentos o procedimientos, como exfoliaciones químicas o terapia con láser o luz.

Para evitar los efectos secundarios de los medicamentos y optar por un tratamiento fácil y casero para el melasma, prueba el gel de aloe vera. Su aplicación tópica aclara las manchas oscuras de la piel. En un estudio, las mujeres embarazadas que aplicaron gel de aloe vera encapsulado en liposomas sobre su melasma observaron una mejora significativa en la piel decolorada y una marcada disminución de la pigmentación. Algunas mujeres embarazadas del grupo de control que utilizaron gel de aloe vera no encapsulado directamente sobre la piel también observaron cierta mejoría, pero no tanta.[103] La administración liposomal mejoró la biodisponibilidad del gel de aloe en las capas de la piel y permitió que se desvanecieran los niveles más profundos del pigmento. En los casos leves, el aloe puede aplicarse diariamente sobre la piel para protegerla del sol y aclarar la pigmentación.

83. OJOS HINCHADOS

A medida que envejecemos, el tejido que rodea los ojos empieza a perder elasticidad y a debilitarse. La grasa que antes estaba en el párpado superior puede desplazarse al inferior. Esto da un aspecto hinchado. El efecto se agrava si aquí también se acumula líquido. Con el tiempo, la piel de debajo de los ojos puede parecer flácida, caída, oscura e hinchada. Este aspecto no molesta a algunas personas, pero otras quieren evitarlo para mejorar su aspecto. Las sugerencias habituales para combatir los ojos hinchados son dormir lo suficiente, hacerlo con la cabeza elevada o utilizar una compresa fría bajo los ojos.

El aloe vera tiene enzimas antiinflamatorias, ácidos grasos, ácidos fenólicos y hormonas[104] que pueden reducir la hinchazón y las bolsas de las ojeras. También contiene vitamina C, conocida por mejorar la circulación. Esto ayuda a eliminar el exceso de líquido acumulado bajo los ojos. Se puede aplicar gel de aloe fresco en la zona con un dedo o empapar bolas de algodón en aloe y colocarlas sobre los ojos durante diez minutos. Para que la piel de debajo de los ojos se vea más firme y tersa, esta operación debe realizarse dos veces al día.

84. PASTA DE DIENTES

Las pastas dentífricas son geles, pastas o polvos que se utilizan con un cepillo de dientes. Ayudan a eliminar los restos de comida y las bacterias, lo que previene la formación de placa y sarro, que a su vez provocan caries y enfermedades de las encías. La mayoría de los dentífricos comerciales contienen una serie de sustancias químicas, como detergentes, abrasivos suaves, aglutinantes, flúor y aromas, para garantizar que la pasta haga buena espuma, tenga buen sabor, elimine las manchas superficiales y fortalezca los dientes. Algunos tienen aditivos especiales para mejorar el poder blanqueador y combatir la sensibilidad y el sarro. No todos estos ingredientes son seguros y se sabe que algunos provocan aftas o alteran las hormonas. Otros son carcinógenos potenciales o incluso se consideran letales (flúor) si se ingieren en altas dosis.

El gel de aloe vera no se utiliza mucho en odontología, pero ha demostrado ser más eficaz para reducir la placa y la gingivitis cuando se utiliza como ingrediente en pastas dentífricas, en comparación con el agente antibacteriano y antifúngico de uso común, el triclosán, utilizado en dentífricos comerciales.[105] El triclosán ha sido prohibido como ingrediente en jabones antibacterianos para las manos, pero sigue estando permitido en pastas dentífricas. Muchos están de acuerdo en que no debería ser así. Elegir un dentífrico con aloe en lugar de triclosán puede ayudar a evitar efectos secundarios innecesarios y potencialmente perjudiciales. El gel dentífrico de aloe vera probado directamente contra las bacterias orales resultó ser igual de eficaz que los dentífricos comerciales para eliminar el *Streptococcus mutans*, la principal causa de la caries dental.[106] Este producto natural es seguro para las encías y el tejido del interior de la boca y proporciona los beneficios de eliminar las bacterias dañinas y mejorar, al tiempo, la salud bucal.

85. TALONES AGRIETADOS

La piel de los talones de los pies puede resecarse y agrietarse. El tejido que rodea el borde de los talones se engrosa y provoca callosidades. También pueden producirse grietas en los callos gruesos, sobre todo si se carga demasiado peso sobre las almohadillas de grasa bajo los talones, sobre todo en ausencia de apoyo, esto es, sin calzado. Estar de pie durante mucho tiempo y llevar un calzado inadecuado puede aumentar la presión sobre los talones, forzándolos a expandirse lateralmente. Si la piel está seca, este aumento de presión hará que se agriete. Algunas afecciones médicas o cutáneas también pueden resecarla y provocar este problema. La mayoría de los casos de talones agrietados son solo irritantes, pero, si la afección es grave, puede llegar a ser dolorosa y antiestética.

Siempre se debe llevar calzado adecuado para sujetar el pie y aliviar la presión excesiva sobre los talones. Se recomiendan zapatos con suela gruesa y la parte trasera cerrada. Para reparar los talones, hay que reducir el grosor del tejido calloso; algunas grietas no cicatrizan si no se elimina esta piel sobrante y dura. A continuación, los pies deben sumergirse en un baño de pies caliente. Inmediatamente después, puede aplicarse gel de aloe vera en los talones. El gel solo tarda unos minutos en secarse y puede aplicarse varias veces al día. Hidrata la piel y cura el tejido dañado aumentando la formación de tejido y favoreciendo el desarrollo de nuevos vasos sanguíneos.[107] El aloe también puede mezclarse con otros productos naturales para mejorar las grietas y acelerar la curación.

CREMA DE ALOE Y MIEL PARA LOS TALONES
- 1 cucharada de gel de aloe vera
- 1 cucharada de miel

1. Mezcla el aloe y la miel.
2. Aplica la mezcla sobre los talones y deja actuar durante 15 minutos.
3. Lava la zona con agua tibia.

86. UÑAS FUERTES
—

Las uñas pueden volverse quebradizas y secas debido a la pérdida de humedad, o blandas debido a un exceso. A veces, el culpable es una enfermedad o la dieta, pero lo más frecuente es que sean factores externos. Ocurre especialmente si las uñas de los pies son fuertes, pero las de las manos débiles. El constante mojado y secado de las uñas al lavarse las manos, fregar los platos, ducharse y realizar

otras tareas, por no mencionar el uso de detergentes, limpiadores agresivos y quitaesmaltes, causan estragos en la
salud de las uñas y pueden provocar daños irreversibles. A
medida que crecen las nuevas uñas, hay que cuidarlas para
que se mantengan sanas. Cuando se realizan tareas domés-
ticas, se recomienda utilizar guantes. Hay que hidratar las
cutículas y empapar las uñas en aceite. Recórtalas o límalas
con regularidad.

Las uñas pueden hidratarse gracias al agua del ambiente externo, pero esta tiende a perderse rápidamente. El gel
de aloe vera es un hidratante que, cuando se aplica a la
superficie de las uñas y las cutículas, atrae la humedad y
aumenta la absorción de agua. Esto es estupendo para las
uñas secas y permitirá que la humedad añadida refuerce el
lecho ungueal y suavice el tejido circundante. La piel de
las cutículas puede empujarse hacia abajo para eliminar la
piel muerta. Los padrastros también se ablandan y son más
fáciles de eliminar sin dañar la piel circundante. El aspecto
general de las uñas mejora. Se puede cortar un trocito de
hoja de aloe y frotar el gel sobre las uñas y las cutículas. Se
puede dejar secar o lavar después de varios minutos, antes
de aplicar una crema hidratante ligera.

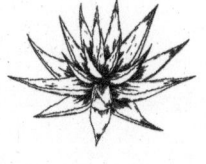

CAPÍTULO 4

PLANTAS Y ANIMALES

—

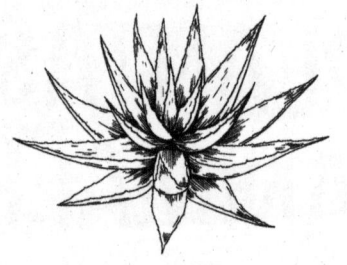

87. CONTROL DE MOSQUITOS

—

En primavera y a principios de verano, las picaduras de insectos pueden hacer que sentarse al aire libre resulte inaguantable. El repelente de insectos, la manga larga y los pantalones largos, o permanecer en espacios interiores, pueden reducir o prevenir la incidencia de las picaduras, pero estas precauciones no son infalibles. Una vez con la picadura, la zona de la piel afectada puede hincharse, enrojecerse, picar y escocer. Los insectos rompen la piel para llegar a la sangre que necesitan para alimentarse y desarrollar sus huevos. Muchos segregan anticoagulantes en su saliva para mantener la sangre fluyendo mientras consiguen su objetivo. El organismo reacciona a estos compuestos liberando histaminas para combatir la sustancia extraña. Los vasos sanguíneos se dilatan e irritan los nervios, provocando el característico bulto rojo, hinchado y con picor.

Algunos mosquitos son vectores de enfermedades, es decir, son portadores de virus que transmiten a los humanos. Uno de ellos es el mosquito *Aedes,* que puede transmitir el zika, el dengue y la fiebre amarilla. Estos mosquitos viven tanto en el interior como en el exterior y suelen picar a las personas durante el día, pero siguen activos por la noche. Otro es el mosquito *Anopheles*, que transmite los parásitos *Plasmodium.* Estos parásitos invaden los glóbulos rojos del ser humano y causan el paludismo. Estas enfermedades varían en gravedad e incluso pueden llegar a ser mortales. Algunos síntomas son fiebre, erupción cutánea, dolor articular, dolor muscular y de cabeza, fatiga y, a veces, convulsiones.

La reducción o eliminación de las poblaciones de mosquitos es importante para reducir el riesgo de picaduras. Hay que evitar tener agua estancada y otros criaderos de mosquitos. Cuando se esté al aire libre, hay que llevar ropa que cubra la mayor parte posible del cuerpo. Se recomienda usar repelentes de insectos y mantener puertas y ventanas cerradas, si no hay mosquiteras. La Organización Mundial de la Salud recomienda utilizar repelentes de insectos que contengan DEET o IR3535. Aunque son eficaces, ambos pueden irritar mucho los ojos —son capaces de disolver los plásticos—. Una alternativa natural es el aloe vera.

El extracto de hojas secas y maduras de aloe vera demostraron su toxicidad contra las larvas comunes del mosquito común, así como contra las larvas más peligrosas de los mosquitos *Aedes* y *Anopheles*. En un estudio, al cabo de veinticuatro horas la tasa de mortalidad de las larvas tratadas era estadísticamente superior a la de las larvas de control no tratadas.[108] El aloe que se pulveriza en el jardín y en zonas donde tiende a acumularse agua puede ayudar a disminuir el número de larvas de mosquito y reducir el riesgo de picaduras y posible transmisión de enfermedades.

88. DESARROLLO DE LAS RAÍCES

—

Las raíces mantienen a la planta anclada al suelo, absorben el agua y los nutrientes, producen hormonas y almacenan alimento extra para su uso futuro. Crecen por debajo del suelo, ramificándose en otras más pequeñas y finas y con pelos radiculares. La longitud y el peso de las raíces pueden superar los del resto de la planta, lo que da una idea de su importancia para la salud, el desarrollo y el mantenimiento de la planta en su conjunto.

Los esquejes son segmentos de la planta, normalmente los tallos o las hojas, que pueden utilizarse en el desarrollo de una nueva planta, que será el duplicado genético de la primera. Para ello, el esqueje debe echar raíces. Para fomentar su crecimiento, el esqueje se suele sumergir en una hormona de enraizamiento y se introduce en una mezcla húmeda para macetas. Dependiendo de la variedad de la planta, las raíces tardan uno o dos meses en arraigar y crecer lo suficiente para la plantación.

Una forma de aumentar la velocidad de desarrollo de las raíces es utilizando gel de aloe vera. Se puede cavar un pequeño agujero de unos dos centímetros de profundidad en arena húmeda o un medio de enraizamiento. Se coloca el gel en el agujero y se inserta el esqueje en él, de modo que el extremo de este último quede sumergido en el gel. Se tapa el agujero con cuidado para fijar la planta en su sitio. El desarrollo de las raíces debería tener lugar a un ritmo acelerado.

89. DURACIÓN DE LOS ALIMENTOS

—

El moho puede empezar a crecer en las frambuesas muy rápidamente y la lechuga de hoja verde puede pudrirse y marchitarse antes de que nos dé tiempo a consumirla. Esto no solo es un despilfarro, sino también una frustración. Para prolongar la vida útil de frutas y verduras, se pueden recubrir con gel de aloe vera. El gel de aloe es comestible, invisible y no afecta al sabor de los alimentos. Es una alternativa natural a los tratamientos químicos nocivos y los recubrimientos sintéticos a los que se somete a muchos de ellos. Cuando en un estudio se aplicó gel de aloe vera a la superficie de una papaya, la incidencia del deterioro solo era evidente en el 27 % de la superficie de la fruta al cabo de una semana, mientras que era del 100 % durante el mismo periodo de tiempo si no se recubría.[109] El aloe tiene propiedades antimicrobianas que pueden prevenir la contaminación por muchos tipos de bacterias, virus y hongos. El aloe retiene de forma natural la humedad, manteniendo los alimentos en buen estado. La barrera que crea el aloe entre la fruta y el aire también reduce la difusión de gases y disminuye la tasa de respiración.[110] Esto prolonga el inicio de la descomposición y aumenta la vida útil.

90. OREJAS DE PERROS
—

El interior de las orejas de los perros guarda cierta temperatura. Si se humedece tras un baño, chapuzón o al pasear bajo la lluvia, las orejas pueden ser un caldo de cultivo perfecto para bacterias u hongos. La infección resultante puede causar hinchazón, enrojecimiento y dolor. Puede haber mal olor y secreciones. En estos casos, debe consultarse a un veterinario para que le preste los cuidados adecuados. Para evitar el viaje al veterinario —con el coste asociado— y la angustia que le pueda causar al perro, debes examinarle las orejas cada semana en busca de suciedad, irritación o plagas. La identificación precoz de cualquier problema suele poder solucionarse en casa limpiando los oídos y evitando que se desarrolle una infección.

Debe retirarse cualquier objeto extraño (semillas, garrapatas) que pueda verse fácilmente y desprenderse sin causar daños, ni a ti ni a tu perro. Añade aproximadamente una cucharadita de jugo de aloe vera en el conducto auditivo externo con un gotero y masajea el oído interno y externo, prestando especial atención a la base de la oreja. Así se dispersa el jugo por todo el oído. El perro sacudirá naturalmente la cabeza para eliminar el líquido, pero esto ayuda a que se desprendan los restos del interior. Toda suciedad debe limpiarse con bolas de algodón. El aloe vera tiene compuestos antifúngicos, antivirales y antibacterianos que ayudan a desinfectar el oído y mantenerlo libre de gérmenes. Es calmante y reduce la irritación, el picor y el malestar general. Los arañazos, cortes u otras heridas se beneficiarán de una curación más rápida. Revísale los oídos a tu perro semanalmente y límpiaselos cuando sea necesario.

91. OSCURECIMIENTO DE LA FRUTA CORTADA
—

Cuando se corta manzana para un almuerzo escolar o se prepara una bandeja de fruta para una fiesta, a menudo hay que hacerlo con horas de antelación. Para cuando se come, la fruta ha adquirido un feo tono marrón. Aunque se puede comer perfectamente, su aspecto la hace menos apetecible y acabarás con un plato que nadie querrá probar. Cuando se pelan o cortan las frutas, las células a lo largo de las líneas de corte se abren. Esto libera una enzima de las células llamada *polifenol oxidasa*. Cuando esta enzima se expone al oxígeno del aire, se produce una reacción en la que la polifenol oxidasa convierte los fenoles vegetales en melanina, un pigmento oscuro que vuelve marrón la pulpa de la fruta.

Para evitar que se produzca esta reacción cada vez que se corta un aguacate, una manzana o un plátano, la fruta cortada debe remojarse durante dos minutos en 3 partes de gel de aloe vera y 1 parte de agua. Se ha probado la capacidad del aloe para prevenir el oscurecimiento de las manzanas. Ha mantenido la blancura de las manzanas cortadas seis días después de un remojo de dos minutos y retrasó el oscurecimiento, en comparación con las manzanas cortadas no tratadas. El aloe actúa principalmente retrasando el aumento de la polifenoloxidasa, que a su vez provoca el oscurecimiento.[111]

92. PIOJOS

—

La historia se repite: año tras año, los niños son enviados a casa desde el colegio con una nota advirtiendo a los padres de que hay un brote de piojos. Estos diminutos insectos que infestan el cuero cabelludo de los niños (y de los adultos) son una fuente de aversión y vergüenza, aunque tener piojos no es signo de mala higiene personal. Pueden saltar de la cabeza y aterrizar en la alfombra, la ropa de cama, las toallas y los peluches, donde a veces depositan sus huevos y siguen creciendo uno o dos días más. Los piojos se alimentan de la sangre del cuero cabelludo y se transmiten fácilmente de una persona a otra por contacto directo. Alguien puede estar infectado durante varias semanas antes de que empiece a picar. Se trata de una reacción alérgica a la saliva del piojo. Los piojos y las liendres (huevos) son difíciles de ver, pero una mirada atenta alrededor de las orejas y en los pliegues de la piel puede proporcionar una buena oportunidad para vislumbrarlos. Para matar los piojos adultos se utilizan champús medicinales. Cuesta combatir los huevos porque se adhieren al tallo del pelo con una sustancia pegajosa difícil de eliminar. Se recomienda un segundo tratamiento con un champú específico cuando las liendres eclosionan.

Si prefieres los remedios naturales, puedes utilizar gel de aloe vera. El aloe mata a la mayoría de los adultos en pocas horas y puede volver a aplicarse cada pocos días para eliminar los piojos que vayan quedando. También calma el cuero cabelludo irritado por picaduras y arañazos, acelera la curación y reduce el picor. El gel también hidratará el cabello, dejándolo suave y sedoso. El cabello y el cuero cabelludo deben empaparse de gel de aloe vera puro durante varias horas y luego lavarse. Para eliminar las liendres, conviene aclarar el pelo con vinagre de sidra de manzana para debilitar la sustancia pegajosa que las sujeta al cabello y luego peinarlo para deshacerse de las liendres desprendidas y los piojos muertos. Este proceso debe repetirse cada pocos días durante catorce días para obtener buenos resultados.

93. PULGONES
—

Los pulgones son insectos de cuerpo blando con piezas bucales punzantes que chupan la savia de las plantas. Son pequeños, miden medio centímetro y pueden ser verdes, marrones, negros, amarillos, grises o rosas. Se reproducen con bastante rapidez, se agrupan y se alimentan en colonias. Las hojas de las plantas infestadas se deforman, marchitan o amarillean. Las flores y los frutos también se ven afectados. Aunque los pulgones pueden ser muy destructivos para algunas especies sensibles, en la mayoría de los casos son más una molestia que un daño para los arbustos y árboles. Estos pequeños insectos producen un residuo pegajoso llamado *melaza*, que puede caer sobre coches, la calzada o muebles de exterior, y dejan manchas pegajosas que pueden ser difíciles de eliminar. La melaza también es susceptible al moho y atrae a las hormigas, que se alimentan de ella. Lo más preocupante es que los pulgones son portadores de virus vegetales y pueden propagar enfermedades.

Una pequeña colonia en una planta puede eliminarse mediante poda, pero las colonias más grandes requieren medidas de control. A menudo se utilizan insecticidas comerciales, aceites y sales de jabón, pero algunos pueden causar irritación cutánea o pulmonar, dolores de cabeza o mareos. Se pueden utilizar métodos naturales para evitar estos posibles efectos secundarios. Las plantas, incluido el envés de las hojas, deben rociarse con agua fría para desalojar al insecto. En algunos casos, añadir unas gotas de detergente al agua ayuda a aumentar la efectividad. Se ha demostrado que el aloe vera es eficaz para reducir los daños causados por plagas y semillas en plantas infestadas.[112] En un estudio se machacaron hojas de aloe hasta obtener una pasta y esta se diluyó en agua, a la que se añadió una pequeña cantidad de jabón líquido. Los cultivos de colza infestados de pulgones se rociaron una vez a la semana durante tres semanas con la solución de aloe vera o con una solución de control que solo contenía agua y jabón líquido. Las plantas rociadas con el aloe tuvieron menos daños y mayor rendimiento en comparación con el rociado de control y las plantas no resultaron dañadas de ninguna manera.[113] La próxima vez que los pulgones invadan tu jardín, utiliza hojas frescas de aloe, agua y jabón líquido para eliminarlos y evitar daños a las plantas.

94. SARNA
—

Desde hace más de 2.500 años, las infestaciones por sarna afectan a seres humanos de todas las razas y edades. Se calcula que cada año hay 130 millones de nuevos casos de sarna en todo el mundo a causa del ácaro *Sarcoptes scabiei*, altamente contagioso. Este ácaro se propaga por contacto directo de persona a persona y, una vez en la piel, se adentra en ella y produce una reacción alérgica que se manifiesta en forma de pequeñas protuberancias y ampollas rojas que producen un picor extremo. Este es incesante y tiende a empeorar por la noche, afectando al sueño. El rascado excesivo a veces provoca infecciones secundarias. Estos síntomas pueden no ser evidentes hasta pasados unos meses desde la transmisión, pero los ácaros pueden seguir propagándose durante este tiempo. Tras el diagnóstico, se prescribe una crema que contiene un antiácaros, como la permetrina, o un medicamento oral, como la ivermectina. La crema se aplica del cuello hacia abajo y se deja toda la noche antes de lavar la zona. Es necesario un segundo tratamiento a los siete días. Existen tratamientos alternativos, pero tienen efectos secundarios graves y no todos están aprobados por las autoridades sanitarias. También pueden tomarse antihistamínicos para reducir la inflamación y el picor.

El gel de aloe vera trató con éxito la sarna en cinco pacientes de un estudio realizado en Nigeria.[114] En un estudio posterior, el gel de aloe vera fue tan eficaz como el medicamento contra la sarna, el benzoato de bencilo. Todas las lesiones de la piel desaparecieron y el picor se alivió en más del 87 % de los pacientes después de dos ciclos de tratamiento en el grupo del aloe, en comparación con el 78 % de los pacientes en el grupo tratado con el benzoato de bencilo.[115] Por lo tanto, el aloe demuestra ser una alternativa eficaz y segura a algunos de los productos más fuertes para librar al cuerpo de las infestaciones de sarna.

95. TERMITAS
—

Las termitas existen desde hace más de 120 millones de años. Se alimentan de todo lo que esté hecho de celulosa, el componente estructural de las paredes celulares de todo material vegetal. Esto incluye madera, fibras vegetales y papel. Tienen mandíbulas duras que también pueden masticar paneles de yeso y plástico, pese a que no es su alimento; los destruyen si impiden el paso al material de celulosa.

Aunque las termitas son bastante pequeñas, pues miden entre medio centímetro y poco más de un centímetro, pueden devastar una casa al completo. Hay muchas especies diferentes de termitas, pero las más comunes anidan bajo tierra, en madera seca o en madera húmeda sobre la superficie del suelo. Hay que eliminar el material vegetal muerto cercano a la vivienda, sobre todo si esta se encuentra en contacto directo con aquel. Se deben sellar todas las grietas y hendiduras de la casa e inspeccionar toda la madera, incluida la leña y los muebles, para detectar la presencia de termitas. Deben solucionarse las fugas, la posible agua de lluvia que pudiera entrar y los problemas de fontanería para que el suelo alrededor de la casa y la propiedad no esté excesivamente húmedo. Lo más habitual es que las empresas de control de plagas utilicen tratamientos químicos para eliminar las infestaciones. Pueden aplicarse al suelo, la madera o los materiales de construcción. Más recientemente, se han introducido los cebos para termitas como método para ser más respetuosos con el medio ambiente y reducir el riesgo para la salud humana. Estos tienen dosis más bajas de insecticidas.

Un producto tan aparentemente suave y calmante para la piel como el aloe vera no parece que pueda actuar como elemento disuasorio para las termitas; pero lo hace. Se extrae el gel de las hojas frescas de aloe vera y se muele hasta obtener una pasta que se mezcla con agua en una proporción de 1 a 5. El agua de aloe se ha de pulverizar directamente sobre las termitas y debe rociarse directamente sobre las termitas, alrededor de los cimientos, en los muebles de madera o en cualquier lugar donde puedan esconderse estos insectos. Hazlo dos veces al día hasta que desaparezca todo indicio de infestación.

CAPÍTULO 5

CASA Y HOGAR

—

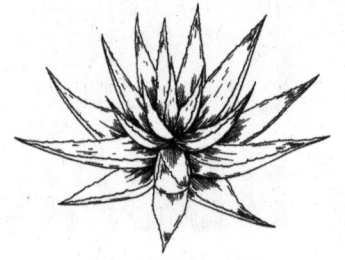

96. LIMONADA
—

La limonada es una bebida veraniega muy popular que se prepara con limones, azúcar y agua. Al menos en Estados Unidos, los niños suelen venderla en puestos situados al final de la entrada de su casa para ganar algo de dinero y ofrecer a sus vecinos un refresco dulce y frío. Aunque pueda parecer muy estadounidense, en realidad se cree que su origen se remonta a los egipcios, aunque algunos sostienen que su descubrimiento debería atribuirse a los franceses. Hoy en día, la limonada puede ser ácida, dulce, transparente o más oscura; amarilla o rosa; carbonatada o sin gas.

La adición de gel de aloe vera a la limonada potencia sus beneficios nutricionales sin cambiarle el sabor. El aloe se compone de minerales, vitaminas, proteínas, hidratos de carbono y grasas. Tiene más de setenta y cinco compuestos biológicamente activos que ayudan a reducir la inflamación, estimulan el sistema inmunitario y destruyen bacterias, virus y hongos. El aloe también puede ayudar a curar heridas, controlar la diabetes, prevenir el crecimiento de tumores y mejorar la artritis.

LIMONADA DE ALOE VERA

- 1 vaso de azúcar
- 1 vaso de zumo de limón recién exprimido
- 4 vasos de agua filtrada
- ½ vaso de gel fresco de hoja de aloe vera (utiliza las grandes, como las que se venden en los supermercados)

1. En un cazo, calienta 1 vaso de agua con el azúcar.
2. Remueve constantemente hasta que el azúcar se haya disuelto por completo.

SALUD

BIENESTAR

BELLEZA

PLANTAS Y ANIMALES

CASA Y HOGAR

3. Enfría la solución y añade el zumo de limón recién exprimido. Remueve.
4. Encima de una tabla, corta una hoja de aloe longitudinalmente. Raspa el gel interior con una cuchara.
5. Mezcla este gel con ½ vaso de agua y remueve bien.
6. Añade el azúcar y la solución de limón junto con el agua restante.
7. Refrigera durante varias horas.
8. Si deseas más dulzor, añade más azúcar. Si deseas más acidez, añade más zumo de limón.

97. LIMPIADOR DE BAÑOS

Los inodoros, lavabos, duchas, bañeras y suelos de un cuarto de baño pueden ser un caldo de cultivo de bacterias, virus y hongos si no se limpian con frecuencia y a fondo. Los asientos de los inodoros, por ejemplo, tienen unas 50 bacterias por centímetro cuadrado. Puede parecer mucho, pero en realidad no lo es, teniendo en cuenta que el cuerpo humano alberga en torno a 100 billones de microbios. La buena noticia es que un porcentaje muy pequeño de los gérmenes que se encuentran ahí son patógenos y susceptibles de causar enfermedades. Los virus gastrointestinales y los transmitidos por los alimentos pueden durar hasta una semana en superficies sólidas e inducir diarrea y vómitos. Una infección puede comenzar simplemente por tirar de la cadena y tocarse después la boca, la nariz o los ojos, transfiriendo un patógeno de las manos. Otros organismos pueden causar pie de atleta (si se camina descalzo por el baño) o empeorar el asma o las alergias. Lávate siempre las manos después de ir al baño y esteriliza periódicamente los cepillos de dientes. Las toallas de ducha deben lavarse dos veces a la semana y las de manos en días alternos. Existen muchos productos comercializados específicamente para desinfectar cuartos de baño. A menudo contienen componentes que afectan al sistema respiratorio, causan irritación cutánea y provocan alergias. Otros ingredientes no son biodegradables del todo y pueden contaminar el entorno.

Todos los limpiadores naturales, sin productos químicos nocivos, pueden utilizarse para eliminar las bacterias, virus y hongos que acechan en los asientos de los inodoros, en la taza del váter y en cualquier otra superficie del cuarto de baño. El aloe vera es incluso más eficaz como desinfectante que una solución de peróxido de hidrógeno al 10 % y que una solución de hipoclorito de sodio al 5 %.[116] Estos se utilizan comúnmente como antimicrobianos con el fin de descontaminar.

LIMPIADOR DE ALOE PARA EL BAÑO

- ½ vaso de agua
- ¼ de vaso de vinagre
- ¼ de vaso de gel de aloe vera
- 15 gotas de aceite esencial de limón

1. Mezcla todos los ingredientes y pasa la mezcla a un pulverizador de cristal. Si se utiliza gel de aloe fresco directamente de la planta, es posible que sea conveniente pasarlo por una licuadora para obtener una consistencia más suave.
2. Pulveriza la solución sobre las superficies y déjala actuar durante varios minutos antes de secarlas con un paño limpio.

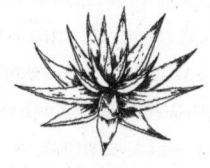

98. MANCHAS DE ACEITE
—

El aceite caliente de una sartén puede salpicar a la ropa y dejar manchas oscuras que pueden ser muy difíciles de quitar. Los aceites de cocina no son el único problema. Los de otros productos, como lociones, pomadas y aceite de motor, pueden estropear igualmente la ropa. Para eliminar estas manchas, hay que poner la prenda en remojo durante treinta minutos, después de lo cual se ha de frotar la mancha con gel de aloe vera fresco y hacerlo suavemente, con movimientos circulares. El aloe penetra en las fibras y elimina el aceite. A continuación, se aclara el tejido con agua limpia y se deja secar al aire. No se debe utilizar la secadora; esto podría fijar la mancha si no se ha eliminado por completo. Si, después de secar la prenda, la mancha sigue viéndose, aunque sea débilmente, repite el proceso anterior.

99. METALES PESADOS EN EL SUELO
—

La mayoría de los metales pesados, como el plomo, el níquel y el cadmio, se encuentran de forma natural en el suelo terrestre en concentraciones muy bajas. Los procesos industriales han provocado un aumento de los metales pesados en algunos suelos, a veces hasta niveles que amenazan la salud. El cáncer, los daños orgánicos, los retrasos en el desarrollo o el deterioro de cualquier parte del cuerpo, incluidos los sistemas nervioso y reproductor, se han relacionado con toxicidad inducida por los metales pesados. Es necesario comprender esta amenaza potencial si cultivas tus propias frutas y verduras. Aunque muchos tipos de metales pesados no se absorben, algunos de ellos sí. Cuanto más altos sean los niveles del suelo, mayores serán las cantidades presentes en los alimentos. Los cultivos de raíces y verduras de hoja tienden a absorber más, por lo que hay que tener cuidado con estas plantas. Hay que eliminar toda la suciedad antes de comer cualquier alimento del huerto. Si los niños juegan en él, hay que advertirles de que no se metan tierra en la boca. Su sistema nervioso no está completamente desarrollado y es más susceptible a niveles más bajos de estos contaminantes.

Si la presencia de metales pesados en el suelo es preocupante, hay que tomar medidas para mejorar las condiciones, garantizando unos cultivos más sanos y mayores niveles de salud en el organismo. Hay varias opciones. La tierra vieja puede cubrirse con una tela de jardinería y, a continuación, esparcir una capa de tierra nueva no contaminada. También se puede añadir materia orgánica, como compost o estiércol, para diluir los contaminantes. Otro método, este bastante nuevo, consiste en añadir plantas que absorban los metales pesados. El aloe vera lo hace. Se ha demostrado que limpia la tierra contaminada absorbiendo plomo, níquel, cobre, cadmio y cromo III y VI; la planta los almacena en sus hojas.[117] Una plantación de aloe alrededor de la huerta reduce en gran medida la contaminación por metales pesados de la tierra de cultivo y permite el cultivo de alimentos seguros para el consumo.

100. PEGAMENTO DE PAPEL

—

Las colas se utilizan desde hace miles de años y se han encontrado en muebles de madera egipcios y suelos de baldosas romanos y griegos. Se derivan de compuestos orgánicos con propiedades aglutinantes que pueden mantener unidas las superficies. Las primeras colas se fabricaban con colágeno extraído de la piel, los huesos y otros tejidos conectivos. Más tarde se descubrieron otras proteínas animales, como la caseína de la leche y la albúmina de la sangre. Las plantas también tienen compuestos adhesivos. El agar, la algina y la goma arábiga son algunas de las sustancias extraídas de las plantas utilizadas para fabricar pegamento. Hoy en día, el pegamento tiene innumerables aplicaciones y lo utilizan desde escolares hasta profesionales de la industria.

El pegamento se puede comprar con facilidad y es relativamente barato. Los pegamentos que más se utilizan en casa suelen tener una base de petróleo o disolvente con una gran cantidad de sustancias químicas nocivas que pueden causar irritación cutánea y respiratoria. Para evitar estos problemas, se puede utilizar aloe vera como componente para pegar papel. El gel interior de las hojas tiene una consistencia pegajosa cuando está húmedo. Prueba a mezclar, a partes iguales, gel de aloe vera, agua, bicarbonato, vinagre y leche en polvo para hacer el pegamento.[118] Lo puedes usar mojando un pincel en el pegamento y extendiéndolo sobre la superficie de papel.

101. PURIFICAR EL AIRE

La calidad del aire se mide tanto en espacios interiores como en exteriores. En el primer caso, se refiere al estado del aire dentro de nuestras casas, lugares de trabajo, centros comerciales o cualquier otro edificio. Este aire lo respiran sus ocupantes y, por tanto, repercute en su salud. Una mala calidad del aire implica que este contiene contaminantes que afectan al funcionamiento del organismo y pueden manifestarse en forma de dolores de cabeza, mareos o fatiga. Cada persona reaccionará de forma diferente a los contaminantes: algunas serán más sensibles que otras. Las personas con asma o problemas respiratorios pueden experimentar un empeoramiento de sus síntomas. El sistema inmunitario puede sobrecargarse al intentar eliminar estos contaminantes del organismo y pueden surgir una serie de problemas, como resfriados frecuentes o malestar general. La exposición prolongada llega a contribuir a la aparición de enfermedades cardiacas y cáncer. Algunos contaminantes comunes del aire interior son el monóxido de carbono, el humo de fumadores cercanos, el plomo, el amianto, el radón, el formaldehído y el moho. El uso de productos de limpieza químicos, pesticidas, aerosoles y el humo de las chimeneas también contribuyen a la mala calidad del aire. La eliminación de las fuentes de contaminantes y la mejora de la ventilación en casas y edificios mejoran la calidad del aire.

Se sabe que las plantas absorben dióxido de carbono y liberan oxígeno durante el día. La particularidad del aloe vera es que, a diferencia de la mayoría de las plantas, también realiza este proceso durante la noche. Una planta de aloe en el dormitorio podría aumentar el suministro de oxígeno y permitir a las células del cuerpo realizar sus funciones a un mayor ritmo. El aloe también elimina del aire los tóxicos formaldehído, benceno y tricloroetileno. Estas toxinas se suelen encontrar en los productos de limpieza doméstica, pinturas, adhesivos, pesticidas y humo de cigarrillo. Los expertos recomiendan tener una planta de aloe vera por cada cien metros cuadrados.

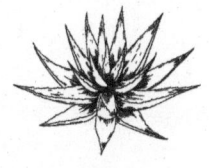

NOTAS